「一下雨就不舒服……」

只有我這樣嗎？這是什麼病嗎？

這本書，是為了**「一下雨，身體就突然覺得不舒服的天氣病患者」**而寫的，也就是所謂**的「雨天倦怠族」**，希望能夠提供一些方法，來減緩不適。

大家都不喜歡下雨天，因為總是令人心情低落。不過對雨天倦怠族來說，影響的不只是心情，情況甚至還更嚴重。

積雨雲一旦接近，雨天倦怠族的身體就開始出現異狀。有的人會疲倦無力，或是頭開始痛起來，有的人則是出現暈眩或耳鳴。遇到颱風或梅雨季節，有人會嚴重到因為頭痛或極度疲倦而下不了床，甚至陷入憂鬱狀態。

天氣一變差，就會感到莫名不適，那麼你就是「雨天倦怠族」。

「只有我會這樣嗎？」

個性較真的人會認為，這些症狀都是「內心脆弱」所造成的，容易因此自責。「疼痛」或「疲倦感」本來就是自己才感受得到，世界上有許多雨天倦怠族也因此不被周遭理解，獨自忍受不適。

我是什麼時候發現雨天倦怠族的存在呢？當我持續研究自律神經*與疼痛的關聯性，同時每天為飽受不明疼痛所苦的病患看診時，不禁懷疑起「天氣」似乎與某種「疼痛」有著密切關聯。之後我繼續進行研究及實驗，發現**一下雨就頭痛或暈眩，其中一項原因便來自「氣壓變化」**。

我將因氣壓變化所產生的不適稱為「天氣病」（或氣象病），而受天氣病所苦的人，在本書中就稱為「雨天倦怠族」。

雨天倦怠族既不脆弱也不是懶惰。氣壓變化所引發的症狀，跟自律神經的作用有關，絕不是原因不明的疾病，而是可能出現在每個人身上的現象。

＊作者注：與意識無關的神經，掌管血管及內臟運作。

頭痛、暈眩、耳鳴是雨天倦怠族容易出現的症狀

雨天倦怠族的症狀百百款，像是「肩膀異常僵硬」、「莫名想睡」、「感覺憂鬱」，都屬於天氣病引起的不適症狀，而頭痛、暈眩、耳鳴，就是令雨天倦怠族感到特別困擾的三大症狀。

其中頭痛是最常見的困擾，也是典型症狀。遇到陰天就不停打哈欠，接著頭愈來愈痛……，如果你有這樣的經驗，那麼你就是不折不扣的雨天倦怠族。

不過，症狀開始出現的時間點，每個人都不同。有些人直到下雨的前一刻才開始痛，也有人早在天氣變差的幾天前就出現不適，因此**有許多人沒發現自己其實是「隱形的雨天倦怠族」**。

有時暈眩或耳鳴就是頭痛的徵兆。感到暈車般的暈眩、身體無力或耳朵不適，一般人經常會以為「只是錯覺吧？」，但這些確實都是雨天倦怠族會發生的症狀。如果放著不管，情況可能會逐漸惡化，甚至變得危險。

首先，就要從意識到自己是雨天倦怠族開始。

不能改變天氣，但可以改變自己的身體

如果頭痛或暈眩等不適是天氣造成的，那該怎麼辦呢？就算現今科學再發達，也不可能控制天氣，世界上也沒有不受天候影響的地方。

那麼，該怎麼做才好？我們稍微改變一下視角，就能找到答案。

沒錯！**身為雨天倦怠族的你，只要改變自己的身體就可以了。**

簡單來說，天氣病是氣壓變化造成自律神經失調所引起的。換句話說，只要自律神經維持平衡，症狀就不會出現。如果能打造一個自律神經不容易失調的身體，就能減輕雨天倦怠族的症狀。

而且，**知道不舒服的原因出在「氣壓變化」，不覺得比較安心了嗎？**只要理解「疼痛」或「疲倦」發生的原因，心理負擔也會跟著減輕。

不用再忍耐了！我們已經找到應對之道

長期以來，原因不明的身體不適一直困擾著雨天倦怠族。但現在我們已經知道，這些症狀是「氣壓變化引發的自律神經失調」所造成的，那麼從雨天倦怠族畢業的日子，也為期不遠了。

雖然沒辦法一次根治，但還是有一些簡單的預防方法，可以幫助雨天倦怠族逐漸減輕頭痛及耳鳴等不適症狀。

本書會介紹各式各樣的預防對策，請大家實際試試看，從中**找出適合自己的方法**。

只要能夠學會預防方法、控制症狀，就能正向積極地面對生活。

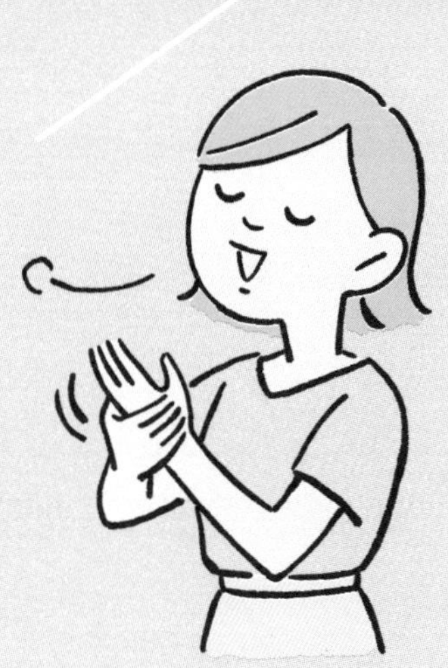

不過光是知道方法還不夠，打造自律神經不容易失調的身體同樣不可或缺，這就要從日常生活的適度運動開始。

雨天倦怠族當中，或許有不少人不擅長運動，或者是太忙沒有時間運動，因此本書介紹的，都是對於平衡自律神經簡單有效的方法。只要自律神經平衡，相信多數雨天倦怠族都可以不用再依賴藥物生活。

另外，改善生活習慣也很重要。你是不是因為忙就不吃早餐？睡前習慣滑手機？均衡的飲食與品質良好的睡眠，是讓自律神經正常運作的2個重要因素。

看到這裡你會發現，**天氣病也是讓我們重新審視身體的一個「契機」**。隨著近年氣候暖化，世界各地氣候異常現象頻頻發生，也許今天的你並不是雨天倦怠族，但說不定明天就是了，現在就是處於這樣的時代。既然如此，就讓我們徹底理解天氣病，並學會預防的對策。我相信這樣做不只能夠幫助雨天倦怠族，未來也一定能幫助到更多的人。「雨天倦怠族」絕對不是與自己無關的事。

希望讓世人更理解雨天倦怠族

「一下雨舊傷就復發」、「每逢換季身體就不舒服」，過去面對這些狀況，周遭都認為這是「錯覺」或「心理問題」，即便到今日也沒有太多改變。

明明就不舒服，但天氣變好就恢復元氣，這是經常被懷疑在裝病的雨天倦怠族；還有怎麼檢查都找不出疼痛原因的雨天倦怠族，到處求診，結果卻被診斷為「憂鬱症」。

這些悲劇，大多是**雨天倦怠族本身以及周遭的人對天氣病不理解而造成的**。因此我想讓更多人知道雨天倦怠族的存在，希望更多人能理解，天氣的變化等於氣壓的變化，會對人體造成極大的影響。

同時，期盼社會有朝一日能夠改變，讓雨天倦怠族可以毫無顧慮地請假休息。懷抱這樣的夢想，讓我們開始閱讀這本「雨天倦怠族的書」吧。

頭好痛……感覺天旋地轉……一直耳鳴……等等
預防令人難受的雨天倦怠症狀！

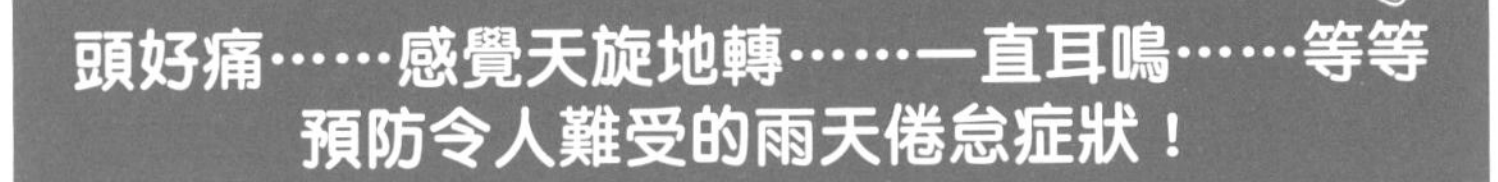

目標是從 雨天倦怠族 畢業

「自救對策」就是這麼簡單！

雨天倦怠族大多必須依賴藥物生活，但只需下一點工夫，
就能舒緩症狀。就讓我們以從雨天倦怠族畢業為目標，
從日常開始實行本書的「自救對策」。

熱敷耳朵舒緩突來的疼痛

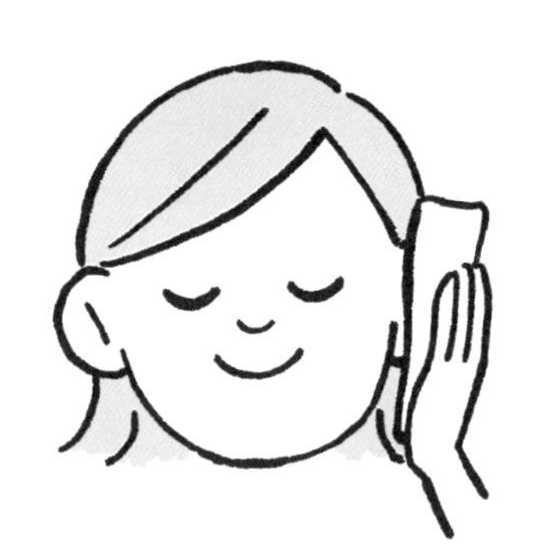

這是利用熱毛巾溫暖耳朵的方法。「突然下雨了！但什麼都還來不及做……」遇到這種狀況時，這是最方便的緊急處置方式，就算頭痛躺在床上，也可以一邊睡覺一邊輕鬆地自我照護（請參見P80～81）。

耳部按摩

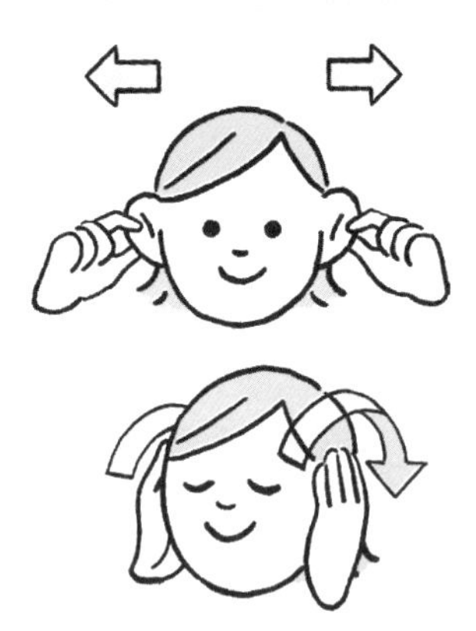

輕拉耳朵然後旋轉的超簡單耳部按摩。這樣做可以促進內耳的血液循環，預防頭痛、暈眩、耳鳴等雨天倦怠族最常見的症狀。關於按摩時機與訣竅，請參見P76～79。

用米粒刺激手腕穴道

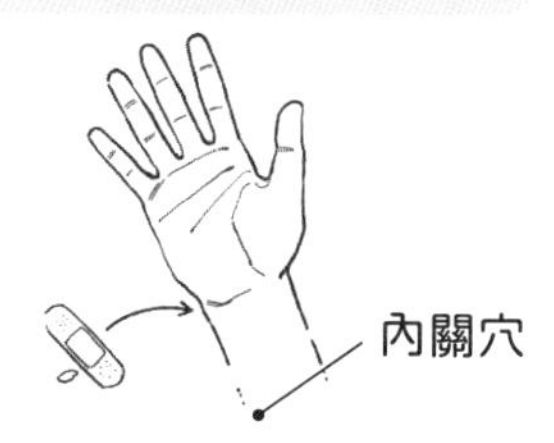

按揉手腕內側的內關穴，有助於調整平衡感，推薦給有暈眩或嘔吐感困擾的人。利用OK繃將米粒黏在穴道上，就能隨時進行自我照護（請參見P86～87）。

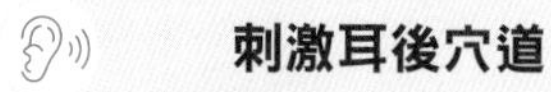

刺激耳後穴道

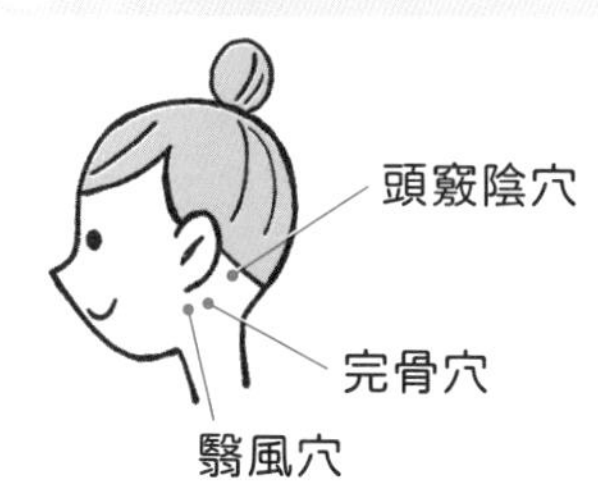

氣壓變化所引發的自律神經失調，是導致雨天倦怠症候群的重要原因。人體耳朵後方的穴道有助於平衡自律神經，今天起開始按揉，就能幫助身體恢復活力（請參見P84～85）。

雨天倦怠族毛巾操

常聽許多雨天倦怠族說不只頭痛，就連肩頸也很僵硬，平日加強肩頸血液循環即可預防這種情況，讓身體比較不容易受氣壓變化影響。推薦大家試試我為雨天倦怠族所設計的毛巾操，簡單的動作就能有效提升血液循環。許多人每天做了之後，雨天倦怠症狀就獲得了改善（請參見P96～101）。

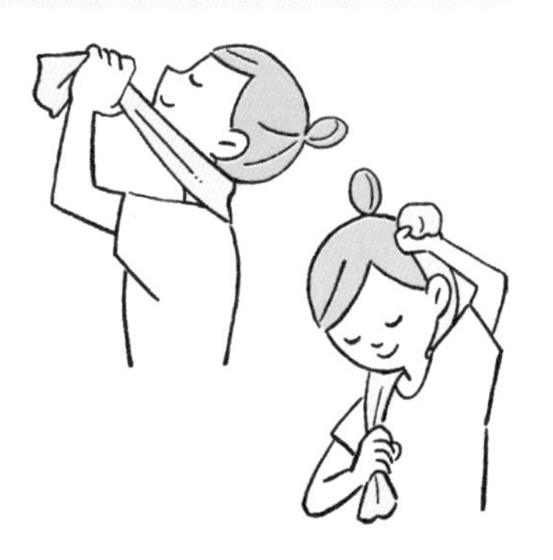

除此之外，本書還整理了「適用不同症狀的穴道刺激」、「如何選擇有效藥物及其服用方式」，還有針對雨天倦怠族搭飛機或新幹線（高鐵）經常發生頭痛、耳鳴等的「大眾運輸倦怠對策」，以及身處高層大樓內的「高處倦怠對策」。

現在立刻就能做到的事，請務必試試看。

目次

前言
希望讓更多人理解雨天倦怠族……7

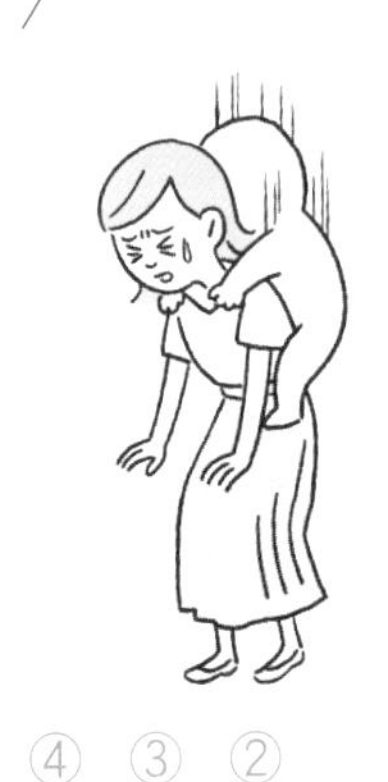

第1章 為什麼我是雨天倦怠族？……15
雨天倦怠族基礎知識
認識症狀與原因是改善的關鍵！

只有我是雨天倦怠族？
全日本可能有超過1000萬人!?……16

進行「雨天倦怠族診斷」是第一步
如果有這些症狀，
你很可能就是雨天倦怠族……18

雨天倦怠族常見症狀
①頭痛～太陽穴抽痛・緊縮痛等～……20
②脖子痛・頸部僵硬……24
③肩膀僵硬・肩部沉重……26
④烏龜頸也是天氣病的原因！……28
⑤雨天倦怠也會造成膝蓋痛・腰痛？……30
⑥耳鳴～高頻性耳鳴與低頻性耳鳴……32
⑦重聽～耳朵塞住的感覺……33
⑧暈眩……34
⑨失去活力、倦怠、容易憂鬱……36
⑩風溼病或牙周病也是！……40
～番外篇～舊傷復發……42

氣壓變化帶來的壓力
造成雨天倦怠症狀！
人體平常就承受著15噸重的氣壓……44

氣壓變化的壓力造成自律神經失調
自律神經是什麼？……46

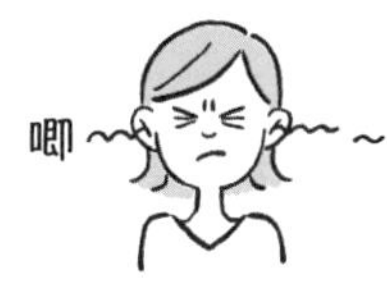
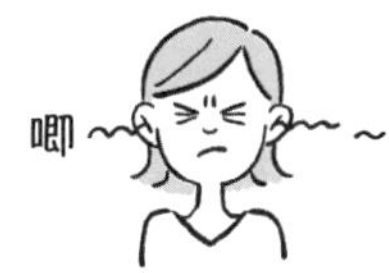

自律神經失調
交感神經活躍……50
交感神經一旦過度活躍
雨天倦怠症狀出現的2大理由……52
為什麼會這樣？
只有我會自律神經失調嗎？……54
察覺氣壓變化的「耳朵」
雨天倦怠族的耳朵，不易適應氣壓變化……55
與健康的人相比
雨天倦怠族的內耳極為敏感……56
了解內耳的運作
實驗證實：耳朵是氣壓的偵測器……58
耳朵的氣壓偵測器過度反應
氣壓變低，自律神經就失調……60
雨天倦怠族是因為
自律神經的切換不協調……62
厭倦了這種生活！
沒問題，已經找出改善對策……64
不知該如何是好
放著雨天倦怠症不管會怎樣？……66

「雨天倦怠族」病歷
① 難以讓旁人理解的慢性「疼痛」……68
② 天氣病造成的嚴重後果……69
③ 被誤會是偷懶……
成人與孩童不同的偏頭痛症狀……70

第2章
緩解雨天倦怠症狀
轉一轉偵測氣壓的「耳朵」，溫暖一下吧……71
好像就快下雨了……
一有徵兆立即採取對策……72
預先刺激偵測氣壓的耳朵！
平衡失調的自律神經……74

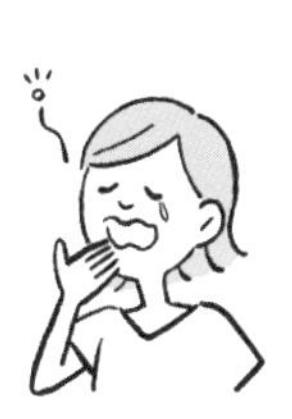

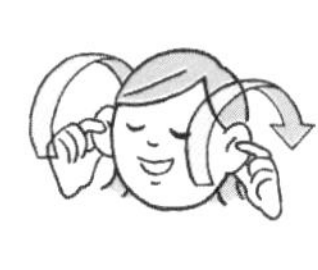
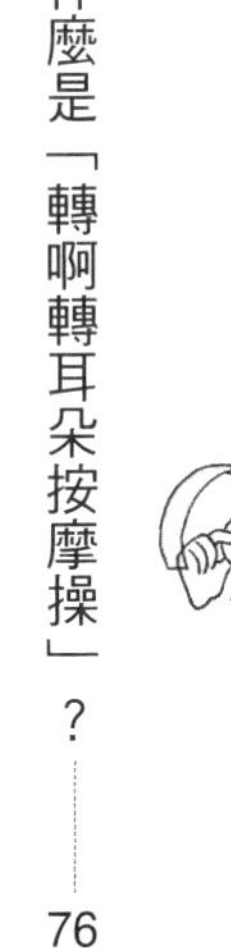

什麼是「轉啊轉耳朵按摩操」？……76

一起做！轉啊轉耳朵按摩操……77

提升轉啊轉耳朵按摩效果的方法
「耳朵溫敷法」改善耳朵血液循環……80

適用於緊急狀況
耳朵溫敷法有助緩解雨天倦怠症狀……82

溫敷耳朵後卻不見效果……
這時就要刺激耳後穴道……84

緊急時，活用手腕穴道刺激法
建議利用米粒刺激穴道……86

用過一次就愛上！
拯救雨天倦怠族的耳塞……90

「雨天倦怠族」病歷
④ 持續耳部按摩之後
成功回歸職場！……92

第3章

強化肩頸血液循環的最佳方式！
擊退頭痛與肩膀僵硬的「雨天倦怠族伸展操」……93

會成為雨天倦怠族
肩頸血流不足也是重要原因！……94

改善肩頸血液循環相當有效的
雨天倦怠族毛巾操……96

利用網球舒緩深層肌肉
就算肌肉再小也能正中紅心……102

為了平衡自律神經、改善血液循環
平常就要多運動……108

轉啊轉耳朵按摩操＆
雨天倦怠族毛巾操Q＆A……112

「雨天倦怠族」病歷
⑤ 一下雨頭就痛到要躺著休息
做毛巾操得以緩解……114

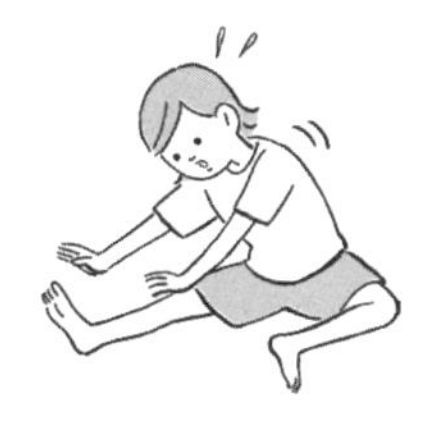

第4章

雨天倦怠日誌幫你找出正確的服藥時機

減輕雨天倦怠族症狀的「藥物選擇・服用方式」 115
你什麼時候會出現雨天倦怠症狀？
了解自己的模式並採取對策 116
這款常備藥對嗎？
選擇適合自己的藥物很重要 118
對雨天倦怠族有效的藥物
雨天雷達一響，就吃「暈眩藥」 120
暈眩藥
幫助緩解內耳腫脹 122
還有「止痛藥」、「暈車藥」
雨天倦怠族的最佳隊友 124
促進耳朵的血液循環
「中藥」也很推薦 126
每個人的最佳服藥時機都不同
雨天倦怠症狀何時出現？
有人是下雨前2個小時，也有人在3天前!? 128
知道何時服藥最好
什麼是「雨天倦怠日誌」？ 129
「雨天倦怠日誌」告訴我們的事 130
「雨天倦怠日誌」記錄表格 132
預告氣壓變化
方便的APP也很推薦 134
預測身體何時不適
雨天倦怠日誌與APP的效果 136
為了不讓身體過度依賴藥物
重要的是改變體質 138
無法服藥時怎麼辦？市售成藥也可以嗎？
～藥物相關Q&A～ 140

「雨天倦怠族」病歷

⑥用雨天倦怠日誌與暈眩藥成功脫離雨天倦怠族 141
⑦暈眩藥與中藥併用改善生活品質 142

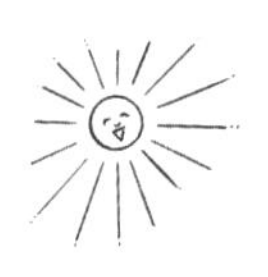

不下雨也會發生的「暈車頭痛」、「起床暈眩」等症狀 143

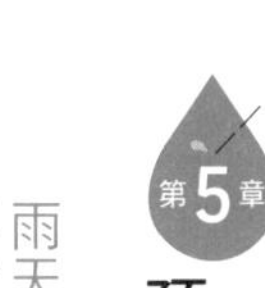

第5章 預防方法很簡單

雨天倦怠族就算不下雨也有頭痛等困擾 其實是氣壓變化造成的 144

了解「氣壓變化的場景」就能預防 搭乘交通工具請注意！ 147

交通篇

①列車通過隧道時引發的症狀 從座位選擇及乘坐前準備就能預防 148

②留意飛機起飛及降落時的氣壓變化 建議事先服藥應對 149

住在高樓層的人…… 雨天倦怠症狀可能會更嚴重!? 150

雨天倦怠族常見的「起床暈眩・頭痛」 原因出在睡眠中的氣壓變化 建議「睡前服藥」 152

6月、7月梅雨季・9月颱風季・2月豪雪季等 雨天倦怠症狀好發地區及時期 154

「雨天倦怠族」病歷

⑧雨天倦怠族的宜居之地是夏威夷？ 156

第6章

打造不受氣壓影響的體質！ 了解飲食・睡眠・飲酒的正確方式 目標是脫離雨天倦怠族的生活Q＆A 157

結語

寫給親愛的雨天倦怠族 166

第1章

雨天倦怠族基礎知識

認識症狀與原因是改善的關鍵！

為什麼我是雨天倦怠族？

只有我是雨天倦怠族？

全日本可能有超過1000萬人!?

天氣一變化，身體就不舒服的雨天倦怠族，在日本究竟有多少人呢？很多嗎？還是只有極少數人如此？

雨天倦怠族的症狀大多從頭痛開始，還有暈眩、憂鬱、肩膀僵硬、頸部僵硬、舊傷復發、氣喘惡化等等，不勝枚舉。這些是身體本來就有的不適或疼痛，大多受天氣變化影響而加劇，不過，相信很多人都沒發現其中的因果關係，而成為「隱性的雨天倦怠族」。就連我自己一開始也無法確定，到底有多少人是雨天倦怠族。

然而，2015年針對日本愛知縣尾張旭市6000位20歲以上的市民進行問卷調查（有效回答者2628人），從中大致可以看出整體情況。針對身體是否有慢性疼痛（疼痛持續3個月以上）這一題，回答「有」的人有39％。接著再詢問這批有慢性疼痛的人「天氣不好時，或是開始變天時，疼痛是否加劇？」，回答「疼痛加劇」的有25％。

慢性疼痛會在什麼樣的時機點惡化？

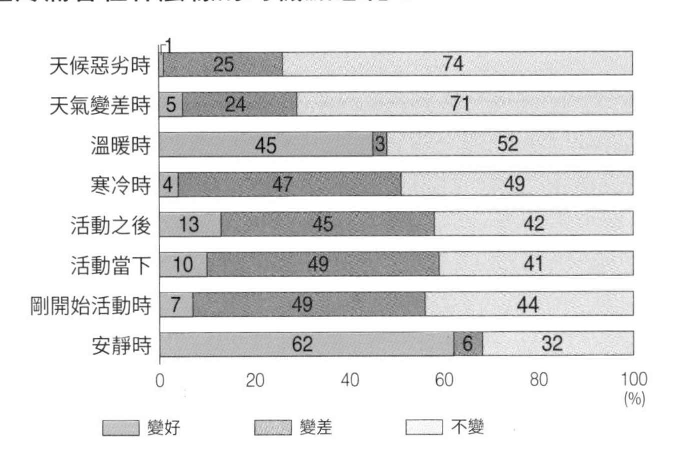

出處：改編自Inoue et al., PLoS One, 2015

也就是說，平日就**有慢性疼痛問題的人，每4人中就有1人可能是雨天倦怠族**。如果從全日本的人口數來看，20歲以上人口約為1億5000萬人，其中有慢性疼痛的人約占4成，當中又有4分之1的人是雨天倦怠族，這樣看來，**全日本就有超過1000萬以上的雨天倦怠族存在！**

這項統計數據，並未納入經常出現雨天倦怠症狀的偏頭痛患者，十幾歲的青少年也不在調查對象內。由此可推論，雨天倦怠族的人數一定更多。換句話說，因天氣變化而身體不適的雨天倦怠族，不是只有你而已，實際上相當多人都有相同困擾。

進行「雨天倦怠族診斷」是第一步

如果有這些症狀，你很可能就是雨天倦怠族

Check

以下項目符合愈多，
你是雨天倦怠族的可能性就愈大。

1 ☐ 下雨之前（幾天前～即將下雨）或正在下雨時頭就會痛

2 ☐ 下雨之前會出現想睡、暈眩、肩膀痛等不適狀況

3 ☐ 透過皮膚能感覺到「好像快下雨」或是「天候的變化」

4 ☐ 心情會隨著天氣起伏

5 ☐ 每逢換季身體就會變差

6 ☐ 夏天常中暑，冬天又手腳冰冷

7 ☐ 從不運動

8 ☐ 最近活動身體的機會減少

9 ☐ 工作久坐，姿勢總是前傾或駝背

＊這份診斷為大概的基準，如有疑慮，請務必前往醫療院所檢查。

10 □ 本來就有頭痛問題（尤其是偏頭痛）

11 □ 平常容易肩膀僵硬

12 □ 平常有耳鳴狀況，
或是不太會做捏鼻噴氣的動作

13 □ 曾經因為交通事故等傷到頸部

14 □ 容易感到壓力，
或是過著高壓的生活

15 □ 個性上比較一絲不苟

16 □ 個性敏感容易感到壓力
*HSP（過於敏感的人・內心纖細）型的人

17 □ 容易暈車

18 □ 搭乘高鐵或飛機時，曾出現頭痛或耳鳴

19 □ 開車行經隧道很多的高速公路時，會頭痛或耳鳴

1～4項中，只要符合一項就屬於雨天倦怠族。

1～4項有符合、5之後有多項（3個以上）符合的人可能是重症。此外，沒有1～4項狀況，但5之後有多項符合的人，就算現在症狀輕微，但未來有可能變成症狀嚴重的雨天倦怠族，須特別留意。

＊HSP指高敏感族群（Highly Sensitive Person）。

雨天倦怠族 常見症狀①

頭痛～太陽穴抽痛・緊縮痛等～

頭痛是雨天倦怠症狀的典型表現。大部分的雨天倦怠族都有頭痛問題，很多人感覺到的疼痛就像是以下的狀況。

「太陽穴一陣陣地抽痛。」

「肩膀超僵硬，頭好像被緊緊箍住那樣地疼痛。」

「後腦勺一陣陣刺痛。」

「一下雨就不停打哈欠，變得超想睡，頭痛也更嚴重。」

謎團重重的偏頭痛發作機制

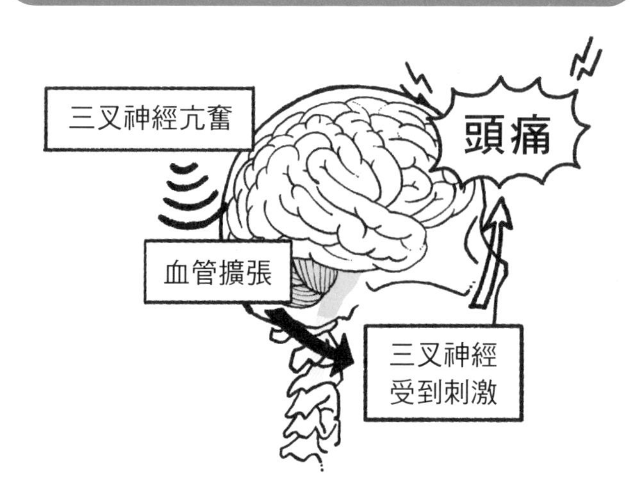

事實上，頭痛分為好幾種類型，疼痛的表現及發作機制各有不同。雨天倦怠族的頭痛並非全都一樣，而是存在不同的類型。

詳細來說，頭痛分為2大類，一是腦部未見異常的「原發性頭痛」（慢性頭痛），另一是腦中風或腦腫瘤等疾病造成的「次發性頭痛」。雨天倦怠族多數屬於難以根治的原發性頭痛，相信有許多人都是依賴止痛藥，長年與疼痛共處。

而原發性頭痛，依據患者數的多寡又分為「緊張型頭痛」、「偏頭痛」、「叢集性頭痛」3種，在雨天倦怠族身上常見的是偏頭痛與緊張型頭痛。**其中又以偏頭痛跟雨天倦怠族最有關聯，太陽穴周邊會一陣陣地抽痛是一大特徵，有時也會伴隨嘔吐感。**

關於偏頭痛發作的機制，目前未明之處還很多，但應該是某種原因引起三叉神經亢奮，導致局部釋放疼痛物質，血管因而劇烈擴張。一般認為血管的擴張或浮腫，會刺激向腦部傳達痛感的三叉神經，結果導致劇烈的頭痛。

那麼，偏頭痛跟天氣的關係又是如何？

偏頭痛的徵兆很多是「想睡」、「不舒服」、「打哈欠」，出現的時間點可能在數天前至數小時前，或是前1分鐘才出現。一般認為這些徵兆是受到**天氣變化，也就是氣壓變化**影響才發生。偏頭痛的引爆點各有不同，可能是微妙的氣壓變化，可能是心理壓力，有時則是因為聞到不舒服的味道等五官感受所引起。

而**緊張型頭痛也經常發生在雨天倦怠族身上**。緊張型頭痛是由頸部（上斜方肌群）或頭部（側頭肌）、肩・背部（下斜方肌）等的肌肉緊繃所引起。緊繃僵硬的肌肉壓迫血管，導致血液循環不良，於是引發疼痛。其中最常發生的是整顆頭被緊緊箍住般的疼痛，也有人會說頭很重，感到眼睛疲勞及倦怠。

一般緊張型頭痛發生的主要原因，是姿勢不良或運動不足造成的肩頸背部肌肉僵硬所引起。身體壓力刺激了自律神經（這是掌管血管及內臟運作的神經，不受意志控制）中的交感神經，導致血管收縮，造成疼痛。

關於交感神經與氣壓變化的關係，本書P50將會詳細說明。簡單來說，**雨天倦怠族對氣壓的變化很敏感，一般認為，些微的變化就會對身體造成壓力，進而刺激交感神經活躍，使得肩頸血管收縮，導致血流變慢**，所以產生頭痛的症狀。

雖然偏頭痛與緊張型頭痛的原因及發生機制完全不同，但**當雨天倦怠症狀發生時，可採取的對策幾乎一樣**。只要在徵兆一開始出現時，立即採取正確對策，就能避免症狀發生。

此外，頭皮陣陣刺痛的「枕神經痛」，有時也會發生在雨天倦怠族身上，這時也可以運用跟偏頭痛相同的方法來預防。

緊張型頭痛發生的機制

身心壓力等原因造成肌肉緊張僵硬
↓
肌肉內血管受到壓迫導致血流減慢
↓
乳酸等老廢物質容易堆積進而刺激神經
↓
引起疼痛

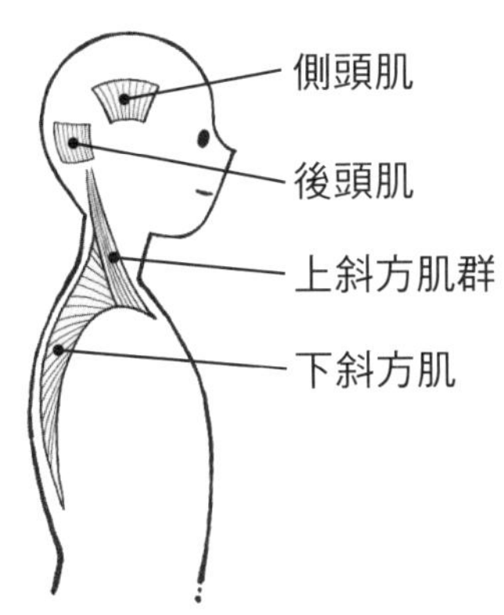

脖子痛．頸部僵硬

「每逢下雨，以前車禍傷到脖子的地方就覺得怪怪的。」
「脖子硬邦邦，一轉動就痛。」
「脖子僵硬，老是覺得頭很重。」

雨天倦怠族也會發生頸部僵硬與疼痛問題。

頸部僵硬問題，通常是姿勢不良或運動不足所造成的頸部周遭肌肉緊繃，使得血液循環變差而引起。當血流不足，氧氣無法抵達肌肉，**硬邦邦的肌肉就會刺激末梢神經，結果引發僵硬及疼痛。**

此外，也有不少雨天倦怠族在下雨前就會感到脖子開始變得僵硬，然後頭也慢慢地痛了起來。這是因為我們的頸部有許多細小血管連接到腦部，脖子一旦僵直，就會引發緊張型頭痛。

首先，人體纖細的脖子是相對容易受創的部位，例如運動造成的受傷，或是交通事故導致的頸部揮鞭症候群。雨天倦怠族之中，也有相當比例的人數曾有脖子受傷的經驗，因此這似乎也與雨天倦怠症狀有所關聯。

自律神經自腦部下視丘通過頸部串聯全身，與雨天倦怠症狀的發作有極深的關係。換句話說，當緊鄰腦部的脖子受到傷害，就會影響自律神經，進而引發雨天倦怠症狀。

頸部疼痛與僵硬是女性的常見症狀，這是因為女性脖子更為纖細且肌肉量少的緣故。雨天倦怠族女性更要留意養成不讓頸部僵硬的生活習慣。第3章將會詳細說明「雨天倦怠族毛巾操」，推薦給大家。

Check

誰最容易頸部僵硬？

從生活習慣CHECK！

- □ 身體習慣前傾或駝背，平常就姿勢不良
- □ 幾乎每天都穿高跟鞋（身體難以平衡，導致姿勢不良）
- □ 常穿露出脖子的衣服（頸部受寒）
- □ 長時間使用手機
- □ 覺得枕頭高度不對
- □ 長時間看電視，眼睛容易感覺乾澀疲勞
- □ 包包習慣背在同一側，慣用左手或右手拎包包

雨天倦怠族常見症狀③

肩膀僵硬・肩部沉重

「下雨前，肩膀就異常僵硬。」

「好像扛了什麼東西似的，覺得肩膀很重。」

「肩膀一陣陣疼痛，頭也跟著痛起來。」

肩膀僵硬跟先前討論的頸部僵硬相同，一般都是緊張造成肌肉僵硬，血液循環變差所導致。而肩膀僵硬又與頸部僵硬連動，當脖子開始僵硬或疼痛，周邊肌肉也會僵硬，影響到肩膀與背部。

說到緊張型頭痛、頸部或肩膀僵硬，即使疼痛部位及症狀不同，但都是脖子附近的肌肉僵硬及血液循環不良所引起。**而雨天倦怠族還會因為氣壓的微妙變化而發生自律神經失調，症狀也就更為嚴重。**這3種症狀經常一起發生，也是造成雨天倦怠族症狀變得複雜的原因。

○ 男性好發腰痛，女性則常見肩膀僵硬

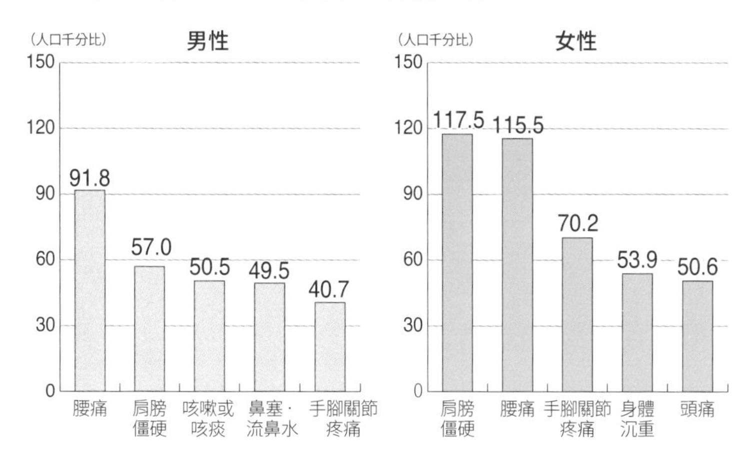

出處：改編自日本厚生勞動省「國民生活基礎調查之概況」（2016年）

造成肩膀僵硬的主要原因，包括坐辦公桌時的前傾姿勢、使用手機時的低頭姿勢、運動不足，還有老化造成的肌肉減少等。這個症狀在女性身上非常常見，甚至有數據顯示，20～50歲女性約65%有肩膀僵硬的問題。

肩膀僵硬好發於女性的最大理由是肌肉不足。女性的肌肉量比男性少，肌肉容易疲勞。此外，頸部僵硬及疼痛也會造成肩膀的負擔，所以又會引發肩膀僵硬問題。

因此，**放鬆肌肉、讓身體進行有效的伸展及運動，就變得不可或缺。**位在肩膀及背部的下斜方肌非常重要，請利用「雨天倦怠族毛巾操」（參見第3章）來鍛鍊身體吧。

雨天倦怠族 常見症狀④

烏龜頸也是天氣病的原因！

前面說明了頭痛、脖子痛、頸部僵硬及肩膀僵硬之間會互相連動影響，而在看診時，我最近注意到，**雨天倦怠族中蠻多人都有「烏龜頸」**。你知道什麼是烏龜頸嗎？

人體頸部由頸椎（脖子部分的脊椎）支撐，正常狀態下，會呈現微微向前的和緩曲線。這個弧度具有緩衝效果，讓頸部足以支撐頭部的重量。然而，**烏龜頸的人頸椎曲線消失**，導致頸部無法吸收頭部重量，會對人體所有部位都造成負擔。

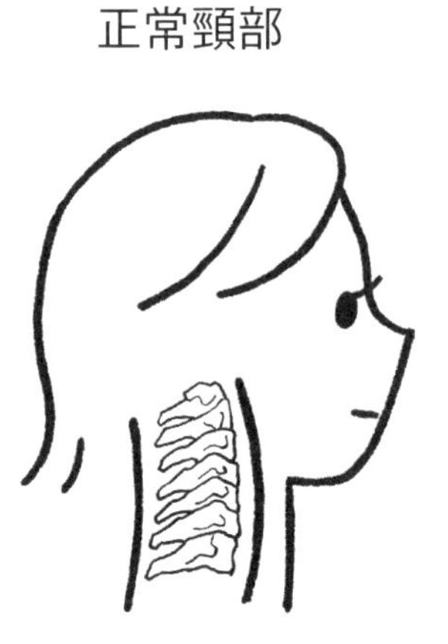

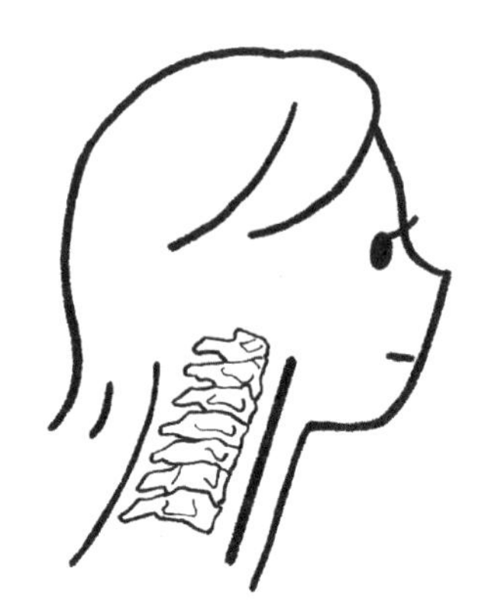

烏龜頸又稱「手機頸」，顧名思義就是手機使用過度所造成。下顎長時間呈現前傾狀態，就會導致脊椎變形。

脊椎一旦變形，影響的不只是頸部及肩膀，甚至是全身各個部位。頸部負擔過重引發自律神經異常，就會出現暈眩想吐等症狀。當這些症狀慢性化之後，氣壓變化又讓情況進一步惡化，於是出現雨天倦怠症狀。

對雨天倦怠族來說，放著烏龜頸不管相當危險，所以平時就必須注意挺直背部，保持正確姿勢。

Check

烏龜頸自我檢測表

- ☐ 每日使用手機超過2個小時
- ☐ 使用筆記型電腦
- ☐ 活動身體的頻率少，每日走路時間不到30分鐘
- ☐ 沒辦法仰睡，或是難以入睡
- ☐ 習慣睡高的枕頭
- ☐ 兩邊手臂長短不同
- ☐ 脖子後傾時會疼痛
- ☐ 照片中的自己脖子歪一邊
- ☐ 疲勞時容易頭痛

雨天倦怠族 常見症狀⑤

雨天倦怠也會造成膝蓋痛・腰痛？

「一下雨膝蓋就痛。」
「雨天時上下樓梯很辛苦。」
「颱風來時腰痛就惡化。」
「髖關節發出喀喀聲。」

膝蓋痛與腰痛是常見症狀，可說是慢性疼痛的代表，**有時也是雨天倦怠的症狀**，不過雨天倦怠族並沒有特有的關節痛。

說到膝蓋痛，大部分是「退化性膝關節炎」，這是膝蓋軟骨退化導致變形所造成的疼痛。若是放著不管，會導致關節積水，容

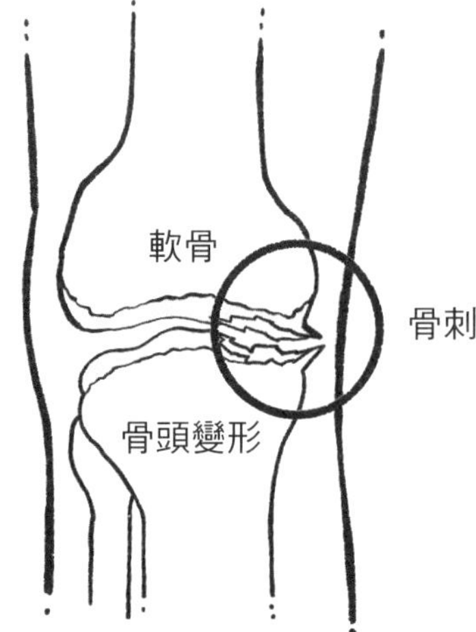

易形成骨刺。人體有非常多的關節，類似退化性膝關節炎的問題，也可能發生在其他關節，例如退化性髖關節炎，還有腰椎退化性關節炎。

談到這裡，或許大家會覺得這些是危險疾病，**事實上，隨著年齡增長，這些疾病可能發生在任何人身上。**尤其是有肥胖問題或肌肉力量不足的人，症狀會更加惡化。

當氣壓出現變化，這類退化性關節炎的疼痛會加劇。在專門治療關節痛的骨科流傳著一句話：「一到下雨，病患就會增加。」從這一點不難發現**氣壓變化會讓關節疼痛惡化**的事實。至於疼痛出現的時間點，有人在低氣壓接近時就開始痛，有人則是天氣回復後才開始痛。此外，有人膝關節痛，也有人腰痛、脖子痛，或是手腕痛。為什麼每個人的症狀表現如此不同，詳細原因目前還不得而知。

對於腰痛及膝蓋痛，目前以運動療法作為治療的優先選項。因為**「會痛所以不要動」是錯誤的**，正確觀念是**「不動所以才會痛」**。首先，就從簡單的走路試著活動身體吧。

雨天倦怠族 常見症狀⑥

耳鳴～高頻性耳鳴與低頻性耳鳴

「下雨前，開始出現陣陣的低頻性耳鳴。」
「晚上因為高頻性耳鳴睡不著，早上起來就發現下雨了。」
「颱風天時，耳朵裡鬧哄哄的很不舒服。」

許多雨天倦怠族都有耳鳴的困擾，而且耳內充滿高低音頻等各種聲音。事實上，**耳朵就是人體最早察覺氣壓變化的器官。**

耳鳴發生的原因，除了中耳炎、外耳炎等疾病影響，戴耳機聽音樂太大聲，或是耳垢太多堵住等，都是常見的原因。此外，突發性重聽或梅尼爾氏症（參見P35）也經常會出現耳鳴的症狀。

然而，有些耳鳴發生的原因不明，**大多是因為精神及身體壓力造成自律神經失調所引起。**降雨之前的氣壓變化，可能導致自律神經失調，進而引發耳鳴。

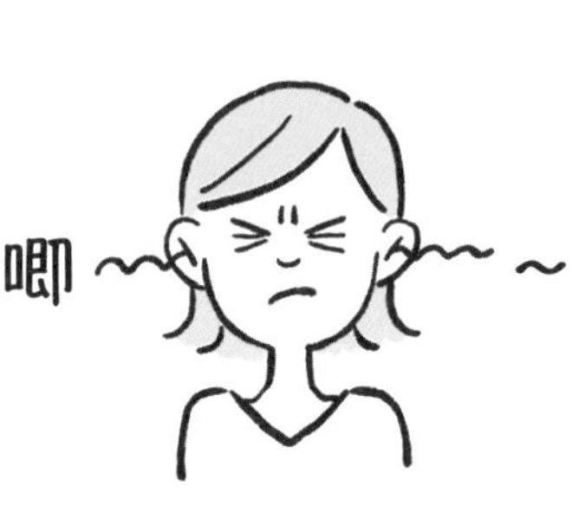

雨天倦怠族 常見症狀⑦

重聽～耳朵塞住的感覺

「下雨之前，總覺得耳朵好像塞住一樣。」
「聲音聽不清楚。」
「耳朵裡嗡嗡嗡的，覺得不太一樣。」

除了耳鳴之外，氣壓變化也會讓雨天倦怠族的耳朵出現各種症狀，像是「聽不清楚」、「耳朵好像塞住」等，舉例來說，就像是搭飛機或搭高速電梯登上超高大樓時，耳朵會出現的異狀。

當飛機起飛升空，人體必須承受氣壓的巨大變化，**此時就會無意識地吞嚥口水，調節耳內壓力**。如果調節得當，就能改善耳朵的不適；如果調節失敗，最嚴重的情況甚至可能引發急性中耳炎。

雨天倦怠族 常見症狀⑧

暈眩

「眼前天旋地轉。」

「下雨的前幾天就開始暈眩，頭痛也更嚴重。」

「脖子僵硬造成暈眩。」

雨天倦怠族中有許多人表示有暈眩問題，而且通常發生在天氣變化之前，有時單獨出現，有時則是偏頭痛的徵兆。另外，烏龜頸（參見P28～29）會造成頸部處在不安定的狀態，也可能導致暈眩發生。

人體是**透過視覺、內耳偵測器等輸送資訊給大腦，以維持平衡，防止摔倒**。一般認為暈眩之所以發生，是這個運作機制的某部分出現異常所致。

暈眩大致可分為2種，一種是內耳異常引起的自發性暈眩，另一種是視覺、頸部、腰部異常或腦部異常引發的暈眩。前者屬於迴轉性暈眩（感覺四周天旋地轉），後者則是飄浮性暈眩（身體輕飄飄踩不到地面的感覺）。**雨天倦怠族的暈眩，屬於內耳異常引起的迴轉性暈眩**，但突然起身時眼前一黑的暈眩狀況，也經常發生。

梅尼爾氏症是會引起嚴重自發性暈眩的一種疾病，主要是由於內耳的淋巴液異常增加，通常伴隨耳鳴及嘔吐感，情況嚴重者還會導致重聽。

如P32所述，這種內耳異常的疾病，同樣受到氣壓變化所影響，症狀也會因而加重。

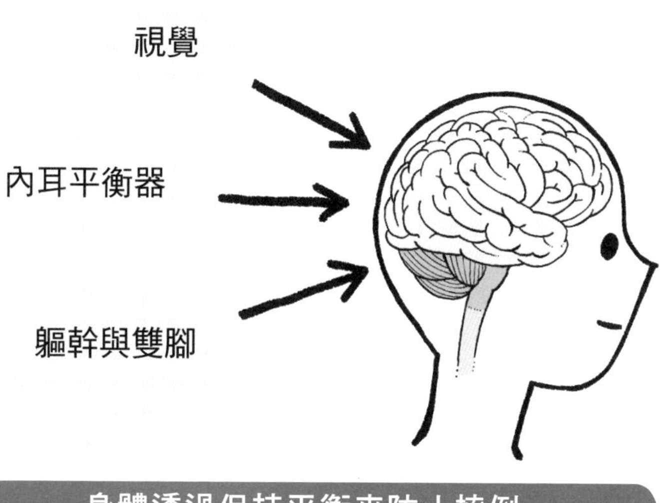

視覺
內耳平衡器
軀幹與雙腳

身體透過保持平衡來防止摔倒

雨天倦怠族 常見症狀⑨

失去活力、倦怠、容易憂鬱……

「一遇到下雨天，就完全不想工作。」
「身體覺得很累動不了。」
「一整天都被睡魔襲擊。」
「很煩躁，容易生氣。」
「整個梅雨季，心情都很低落。」
「換季時總是容易陷入憂鬱。」

以上經驗，雨天倦怠族應該都有吧！簡單來說，**只要天氣一不穩定，雨天倦怠族就會失去活力。**

憂鬱症患者經常出現這些症狀，但具體病因往往無法確定。環境改變、發生難過的事，或是個人的慣性思維模式、疲勞或睡眠不足等身體壓力，種種因素可能會交織在一起，一

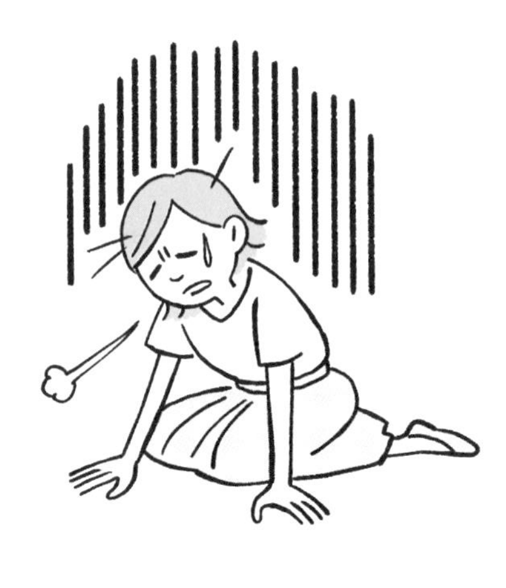

般認為是大腦的神經傳導物質異常，導致出現這些症狀。

症狀因人而異，棘手的是，自己也無法判斷原因。最初都是感到情緒低落，工作或家事都提不起勁，而且煩躁不安。對喜歡的事情突然失去興趣，覺得跟人往來很麻煩，對穿著打扮開始不在意，糾結於過去的事而悶悶不樂，這些都是憂鬱症的症狀。**病情嚴重時會出現失眠問題，最糟糕的狀況甚至會萌生自殺念頭，非常危險。**

不只是精神方面，身體也會開始出現各類症狀。像是容易疲勞、動作變慢、沒有食慾、體重減輕等等。

○ 憂鬱症出現的主要身體症狀

感覺	頭痛、暈眩、潮熱、上火、肩膀僵硬、關節疼痛、味覺障礙等
全身	倦怠感、體重增減、失眠等
循環器官	心悸、喘不過氣、胸悶等
消化器官	口渴、嘔吐感、食慾不振等
泌尿器官・生殖器官	頻尿、性慾低下、月經不順等

有些憂鬱症患者的精神症狀並不明顯，反而是**身體出現顯著症狀**，**這種屬於「假性憂鬱症」**。因此，頭痛或暈眩、嘔吐感、肩膀僵硬等常見症狀，也可能是憂鬱症引起的。另外，有些人沒有嚴重的憂鬱症狀，而是出現**莫名的焦慮和混亂感**，**被稱為「焦慮症」**。

包含憂鬱症在內，造成心理不適的原因及症狀眾多，建議不要自行判斷，而是前往身心科或精神科就診。

前面我們提到，憂鬱症是腦內神經傳導物質異常所引起，這到底是什麼樣的機制呢？

人體腦內有多達100種以上的神經傳導物質，其中又以血清素（Serotonin）、正腎上腺素（Norepinephrine）、多巴胺（Dopamine）這3種，與憂鬱症關係密切。神經傳導物質分為興奮性及抑制性，血清素屬於抑制性，正腎上腺素及多巴胺則屬於興奮性。面對日常生活的各種事件，人體會無意識地分泌這些神經傳導物質。當我們處於健康狀態，神經傳導物質就會平衡，讓心情穩定。而**壓力會造成失衡**，**導致興奮性神經傳導物質過多**，**不斷刺激神經**，情緒就會變得不穩定。

因此，憂鬱症患者會接受藥物治療，服用抗憂鬱藥物來調整神經傳導物質的平衡。在此我希望讓大家知道，天氣狀況也會造成影響。

研究發現，心理疾病患者的症狀會受到氣壓微妙變化的影響，氣壓改變導致自律神經失調，腦部因此感受到壓力，進而對神經傳導物質的分泌造成影響。

如果採取預防措施來因應雨天倦怠症狀，是不是可以減少患者的藥物用量呢？我懷抱著這樣的期望。

○ 憂鬱症狀與神經傳導物質的關聯性

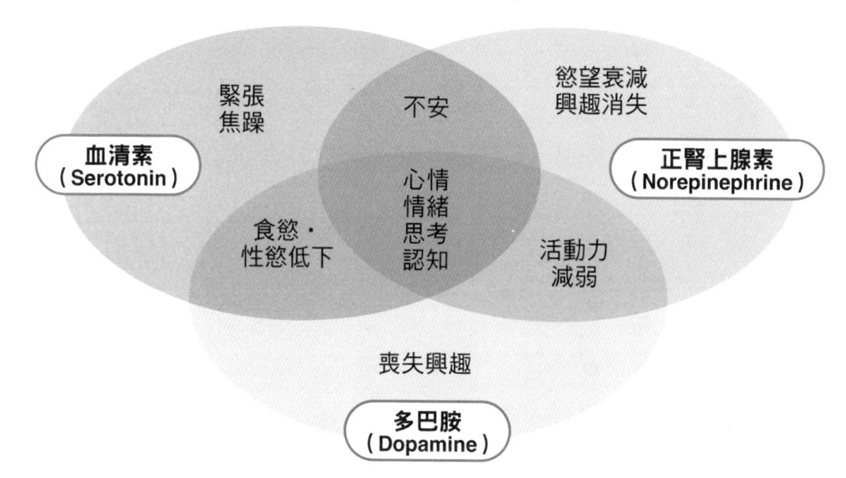

出處：改編自Leonard, B.E. et al., Differential Effects of Antidepressants,1999, pp.81-90, Martin Dunitz Ltd, London

風溼病或牙周病也是！

截至目前為止，已經介紹了許多雨天倦怠族的好發症狀，像是頭痛、暈眩、耳鳴、肩頸僵硬、憂鬱等等。接下來再來看一些其他的症狀。

關節炎是手腳關節出現疼痛腫脹、僵硬無法彎曲的疾病，其中一種稱為**類風溼性關節炎，一直以來大家都說只要下雨，病況就會變嚴重**。

類風濕性關節炎是一種「自體免疫疾病」，即守護人體的免疫系統發生異常，把關節組織或骨頭誤認為細菌或病毒等外敵，並進行攻擊。不過，現今醫學對於自體免疫疾病的了解仍然有限，雖然可以透過抗風溼藥等藥物提供治療，但仍有許多患者在日常生活中繼續忍受疼痛與疲倦感。2014年日本京都大學發表了一項研究，將這些患者的數據與氣象數據進行對比，研究結果發現以下現象：

「氣壓變低，疼痛與腫脹就惡化。」
「溼度愈高，疼痛與腫脹就惡化。」
「看不出疼痛與腫脹跟氣溫有關係。」
「在氣壓方面，最影響疼痛及腫脹程度的是3天前的氣壓。」

透過以上發現，該研究得出一項結論：**「天氣因素當中，跟症狀惡化最相關的就是氣壓。」**也就是說，風溼病惡化也是雨天倦怠族容易發生的症狀之一。

牙周病也有同樣的狀況。近年來發現，牙周病跟其他疾病互有關聯，其中之一是糖尿病。當高血糖狀態持續，會導致人體免疫力下降，從而容易引發細菌感染，使牙周病更容易發生。通常牙周病的發作有靜止期與活動期之分，而活動期似乎與天氣有所關聯。根據日本岡山大學醫院的調查，針對該院牙周病患者活動期跟氣象狀況的關係進行分析，發現**牙周病的活動期都發生在「氣壓驟降」、「溫度驟升」、「強風」的日子**。

由此可知，氣壓變化會造成自律神經失調。自律神經失調又會導致免疫力低下，使得感染狀況惡化。因此**牙周病也是相當明顯的雨天倦怠症狀**。

雨天倦怠族常見症狀～番外篇～

舊傷復發

天氣一變差「舊傷就復發」，大家是否聽過這樣的話？身為雨天倦怠族，應該也有同樣的經驗。

「手術後的傷口隱隱作痛。」

「以前骨折的腳變得沉重。」

事實上，這些症狀並不算少見。明明傷口跟骨折都治好了，為什麼還會覺得不舒服？這跟腦部複雜的機制有關。

隨著核磁共振造影（Magnetic Resonance Imaging, MRI）等檢測儀器的進步，「腦部與疼痛的關係」變得愈來愈明確，其中之一就是**「慢性疼痛是腦部功能變化的結果」**。簡單來說，一旦大腦記住了某次疼痛，就會在某種觸發條件下，自動將其重新編碼再現疼痛。

神經痛也有同樣的狀況。例如帶狀皰疹神經痛，如果小時候感染過水痘，水痘及帶狀皰疹病毒就會潛藏於神經中，一旦免疫力下降，病毒就會再次活躍而發病。水痘發作時伴隨著灼熱劇痛，但有時炎症已經完全治癒，疼痛卻依然存在。

一般認為神經痛是因為過勞或壓力而引發，但我認為跟氣壓變化也有很大關聯。無論是神經痛或是舊傷，其中一項**「腦部再現疼痛的觸發因素」，恐怕就是氣壓變化**。以下就跟大家分享一個關於疼痛與氣壓變化的有趣例子。

有位建築工人某天工作時手指骨折，之後骨折痊癒了，但只要天氣變差，手指就會開始痛。看到這裡，大家會認為這是天氣病，也就是雨天倦怠症狀，但驚人的事還在後面。建築工人的工作經常需要爬上爬下，照理說手指骨折已經痊癒，但這名工人卻會在上上下下的過程中感覺到疼痛。換句話說，他的身體敏感察覺到高處與低處的氣壓差異，舊傷的疼痛因此復發。

到底氣壓變化會對人體帶來多大的影響，我想這就是一個很明顯的例子。

氣壓變化帶來的壓力造成「雨天倦怠症狀」！

人體平常就承受著15噸重的氣壓

到目前為止，我們已經談過各種不同的雨天倦怠症狀。很多人大概都會想：「除了頭痛，那些煩躁和不舒服，會不會也是雨天倦怠的症狀啊？」接下來，我們就來解開「為什麼會變成雨天倦怠族」這個謎題。

「受雨天倦怠困擾的症狀＝天氣病」，顧名思義，天氣就是問題引發的關鍵。那麼到底是**天氣的哪個環節引發這麼多症狀呢？**

風速、降雨量等各項天氣要素當中，最容易對人體造成影響的就是**「氣溫」、「溼度」與「氣壓」**。一直以來我們都知道「氣溫」與「溼度」會影響人體，也一直有研究在觀察氣溫下降與慢性疼痛惡化之間的關係，而根據對類風溼性關節炎患者的調查研究，也已經證實了「疼痛與溼度」之間存在相關性。那麼，「氣壓」呢？事實上，關於「氣壓對人體造成的影響」的研究分析，並不如氣溫和溼度那麼多。為什麼呢？因為氣壓不像溫度及溼度那樣可以「感覺得到」。但，真是如此嗎？

假設人體表面積約為1.5平方公尺，1平方公尺約承受10噸重的氣壓。也就是說，人體平常就承受著15噸重的大氣壓力！

我曾經做過一個實驗，讓6位有慢性疼痛困擾的患者，進入由人工控制氣壓的房間，觀察氣壓下降與疼痛變化的關係。實驗發現，當氣壓開始下降，所有人的疼痛變得更加劇烈，甚至達到忍受的極限。由此可以證明，天氣的**「氣壓」變化會使疼痛惡化，所以氣壓也是造成天氣病的原因**。

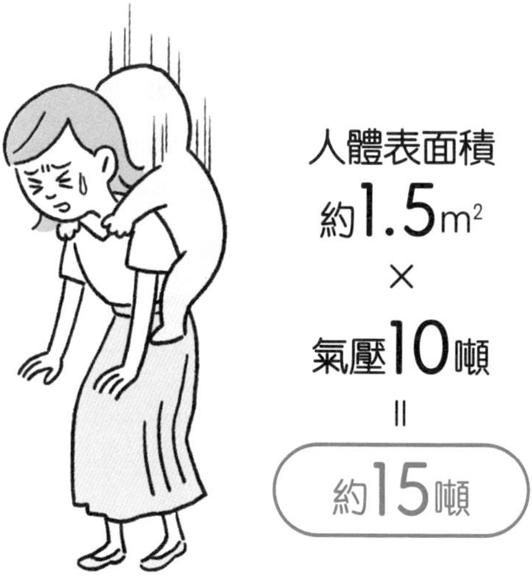

人體表面積
約1.5m²
×
氣壓10噸
＝
約15噸

自律神經是什麼？

既然人體深受氣壓變化影響，具體來說有哪些影響呢？這時要談的就是「自律神經」了。**讓雨天倦怠族困擾的頭痛或暈眩、心情低落等等，所有症狀或多或少都跟自律神經有關。**自律神經到底是什麼呢？

自律神經是一種遍及人體全身的末梢神經，負責調節血管及內臟等部位的運作，以及維持體內環境平衡。

末梢神經除了自律神經以外，還有軀體神經。軀體神經分為運動神經（從腦部向人體末梢傳達運動手腳肌肉指令的神經）以及感覺神經（向腦部傳達痛感、熱感等的神經），可由意識控制。而**自律神經卻無法透過意識控制**，像是人體可以在無意識的狀況下呼吸、蠕動腸胃進行消化，或是排汗維持一定體溫等等。換句話說，人體在無意識狀況下還能維持生命，全是自律神經的功勞。

自律神經分為「交感神經」與「副交感神經」，交感神經在人體活動及興奮時較為活躍，副交感神經則活躍於人體休息及睡眠時。

例如，從睡眠中醒來、工作或運動時，是交感神經居主導地位；聽音樂放鬆或是睡眠時，則是副交感神經居於主導。**這2種神經負責的工作完全相反，在不同狀況下交替運作**，我們才能健康地生活。

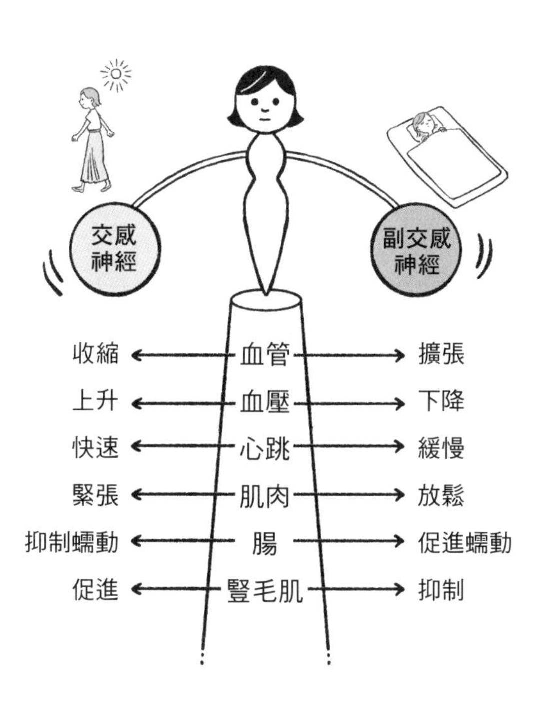

若要維持身心健康，就要確保交感神經及副交感神經能夠平衡運作。不過有些問題會打亂這個平衡，也就是**「自律神經失調」**。

自律神經一旦失調，身體會發生什麼事呢？例如，當交感神經過度亢奮，血管就會急速收縮，造成血流變慢，結果影響血液循環，讓身體各處出現不適症狀。

當自律神經失調，人容易感到疲勞，血液循環不良會造成頭痛、肩膀僵硬、脖子僵硬，內臟功能也會下降，引發便祕或腹瀉，有時也會

○ 自律神經失調會出現的主要症狀

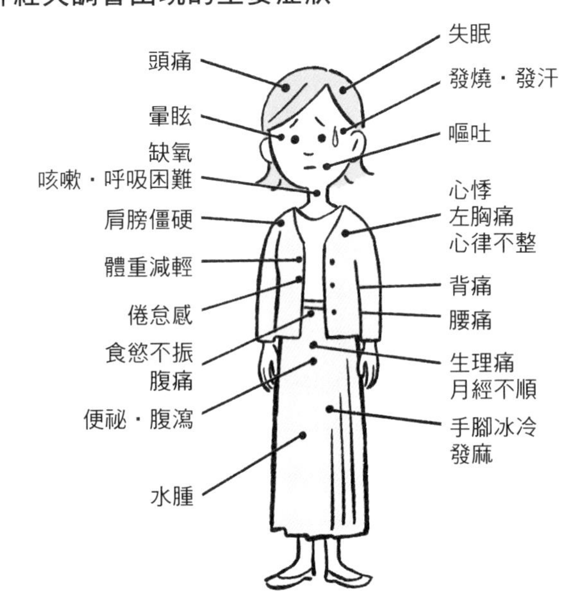

導致皮膚變差。當保護人體的免疫力下降，就容易感冒或感染疾病，其他還有可能出現暈眩、耳鳴、潮熱、畏寒、浮腫等症狀。

此外，**自律神經失調不只身體受影響，心理方面也會出現問題**，像是變得暴躁易怒、失去幹勁，有時還會失眠。若是放任不管，極有可能引發憂鬱或恐慌等心理疾病。

大家聽過「**自律神經失調症**」嗎？指的**就是自律神經無法正常運作所帶來的身體不適**。

維持我們身心健康的自律神經如此重要，為什麼會失調呢？有一大部分是因為「壓力」。

壓力有許多不同的類型，像是環境壓力、慢性病或受傷、疲勞造成的身體壓力、工作上帶來的社會壓力、人際關係造成的精神壓力等。許許多多的壓力交織錯雜，結果就造成自律神經失調。「氣壓變化」被視為環境壓力的一種，所以也跟自律神經失調有關係。

交感神經活躍

自律神經真的會對「氣壓變化」這類環境壓力產生反應嗎？透過以下的小白鼠實驗，可以確認這一點。

通常感受到壓力時，交感神經會位居主導地位，因此只要**觀察交感神經的狀況，就能判斷自律神經是否會對氣壓變化做出反應**。不過，監測交感神經本身就有難度，於是我們換個方式，改成觀察交感神經活躍時所引發的現象（例如實驗小白鼠血壓與心率上升）。

我們讓健康的小白鼠進入可以控制氣壓的空間，然後逐漸降低氣壓。結果顯示，小白鼠的血壓及心率漸漸上升，並在30分鐘後達到峰值，顯示出氣壓下降會刺激交感神經的運作。

另一方面，透過左頁圖表可發現，達到峰值後，雖然仍處於低壓狀態，但小白鼠的血壓及心率卻慢慢下降，並恢復到原來的狀態。這表示只要身體適應了低氣壓的環境，交感神

○ 氣壓下降時小白鼠血壓及心率的變化

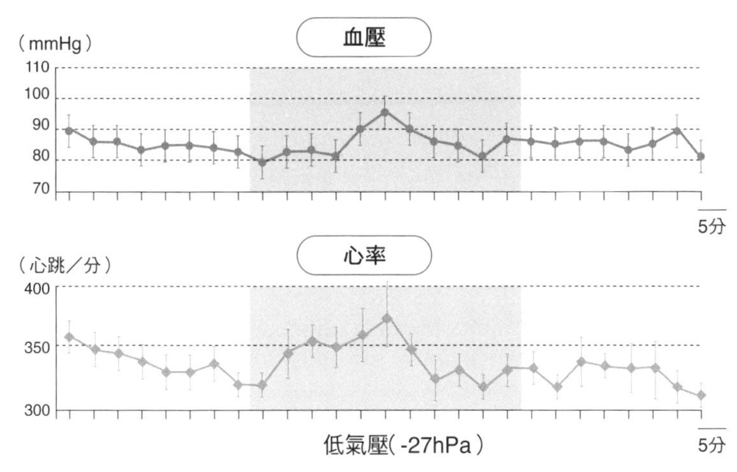

出處：改編自Sato J, et al., Neuroscience Letters 299 (1-2):17-20, 2001

經的活動就會平穩下來。事實上，很多雨天倦怠族也表示「雨下了一段時間之後，疼痛就會緩解」。由此看來，比起氣壓下降，**氣壓變化本身才是最大的壓力來源。**

從這項實驗我們了解到，氣壓變化這種壓力會使交感神經變得活躍，但這一定是壞事嗎？

其實不能這樣說。自律神經對冷熱溫差等環境壓力產生反應，是為了讓身體適應環境，因此這種反應是必要的。問題出在**自律神經不穩定，過度受到氣壓變化的影響**。後續篇章將更仔細為大家說明，只要擁有「能抵抗壓力的自律神經」，就不用怕變成雨天倦怠族。

交感神經一旦過度活躍

雨天倦怠症狀出現的2大理由

受到氣壓變化這個環境壓力刺激之後，交感神經就會過度活躍。那麼為什麼交感神經會引發疼痛呢？

通常，**交感神經有抑制疼痛的作用，當受到某種壓力時會變得活躍。**例如，發生火災、地震等災害時，即使在逃生過程中受傷，我們也不會感受到太多疼痛。這是因為在強大壓力下，亢奮的交感神經會分泌抑制疼痛感的物質。那麼，為什麼雨天倦怠族會因為天氣變化而感到疼痛加劇呢？有以下2個原因。

交感神經活躍時，血管收縮導致血液循環變差，從而引發疼痛。雨天倦怠族的頭痛、脖子痛等問題，通常是狀況時好時壞的慢性疼痛，而疼痛本身，就是讓交感神經興奮的一種壓力。當疼痛反覆發作，交感神經便長期處在活躍狀態，導致血流不足，氧氣及營養無法充分供應。這時身體會開始分泌引起疼痛的物質，造成疼痛加劇。

同時間如果又**加上氣壓變化等環境壓力**，交感神經過度亢奮，導致血液循環變差，疼痛惡化，又進一步刺激交感神經……如此的惡性循環就是原因之一。

另一個原因，是交感神經與痛覺神經起直接作用的關係。通常痛覺神經與交感神經之間並無關聯，但在慢性疼痛的狀況下，這兩者之間有時會形成連結。

我們在兔子耳朵上做了實驗。

實驗裡，刻意弄傷兔子耳朵，使其處於慢性神經痛的狀態，之後刺激兔子的交感神經，發現通常不會發生反應的痛覺神經開始活絡。進一步觀察兔子的痛覺神經，更發現**出現了本來不存在的「腎上腺素受體」（Adrenergic receptors）**。

交感神經亢奮時，會分泌正腎上腺素等神經傳導物質，以傳遞訊息給人體。為了接受這些訊息，需要有腎上腺素受體，而正常情況下，痛覺神經並沒有這種受體；然而慢性疼痛的兔子痛覺神經，卻出現了本來不應該存在的腎上腺素受體。也就是說，**在慢性疼痛的情況下，痛覺神經會產生腎上腺素受體，接收到交感神經亢奮時傳遞的訊息，導致疼痛感的產生。**

為什麼會這樣？

只有我會自律神經失調嗎？

氣壓變化等環境壓力會影響自律神經，導致交感神經過度亢奮，進而引發雨天倦怠症狀──像這樣**天氣一變差，雨天倦怠族便出現疼痛與不適的機制**，我們已經逐漸了解。可是，為什麼只有雨天倦怠族會發生這種情況？為什麼其他人在氣壓變化時，自律神經也不會失調呢？

解開這個謎題的關鍵，就在於**「身體哪個部位感受到氣壓變化？」**人體皮膚可以感受「溫度」及「溼度」，然而關於感受「氣壓」的部位，在我剛開始研究天氣病時完全不曉得答案。不過由於自律神經確實會受到氣壓影響，因此人體某處一定有可以察覺氣壓變化的偵測器。

「梅尼爾氏症等耳鼻疾病患者，每逢天氣變化症狀就變得嚴重。」答案就隱藏在這個事實之中。

察覺氣壓變化的「耳朵」

雨天倦怠族的耳朵，不易適應氣壓變化

每逢天氣變化，耳鼻疾病患者的症狀就會惡化，即使是沒有耳鼻問題的人，氣壓變化時也會有耳朵塞住的感覺。那麼，**氣壓的偵測器是否就在耳朵裡？**

這個線索來自在我實驗室裡幫忙的學生們。在P58～59介紹的實驗中，我們發現**耳朵是察覺氣壓變化的重要部位，特別是耳朵內部的「內耳」**。當內耳偵測器察覺到氣壓變化，便將訊息傳遞到大腦，進而刺激交感神經變得活躍，結果導致慢性疼痛及不適的惡化。

如果是這樣的機制，雨天倦怠族的「內耳偵測器」是否比其他人更為敏感？由於能敏感接收到細微的氣壓變化，所以比其他人更容易發生自律神經失調？也就是說，**雨天倦怠族的耳朵大多對氣壓變化很敏感，或許這就是導致他們自律神經失調的重大原因。**

與健康的人相比

雨天倦怠族的內耳極為敏感

雨天倦怠族的內耳真的很敏感嗎？為了驗證這一點，我針對「容易發生暈眩的程度」做了實驗。

暈眩是內耳出現問題時的典型症狀，事實上，透過簡單的人工方式就能引發。左右耳朵後方各有一個突起部位叫作「乳突」，利用微弱電流刺激這個部位，就會引發暈眩。這是因為內耳受到電流刺激，導致連結內耳及腦部的前庭神經活躍。我們將實驗對象分為有雨天倦怠症狀的人和沒有症狀的人，用這2

○ 透過電流刺激引發暈眩的方法

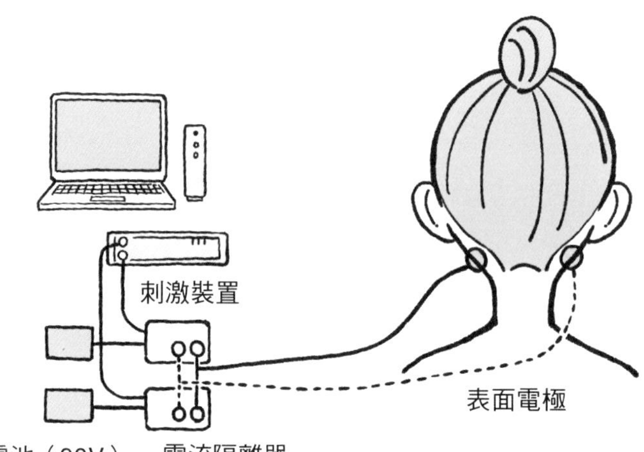

組進行對比，下方圖表為實驗的結果。

右圖呈現的是「多大強度的電流將引發暈眩」，結果顯示**雨天倦怠族在極微弱的電流下，就會發生暈眩**。

左圖呈現的是在暈眩發生後減弱電流，「暈眩又持續了多長時間」，實驗結果顯示，雨天倦怠族暈眩的持續時間更久。

從實驗結果可以清楚看出，雨天倦怠族的內耳確實更為敏感，氣壓變化再微小都會被影響，而且受影響的時間持續較長。

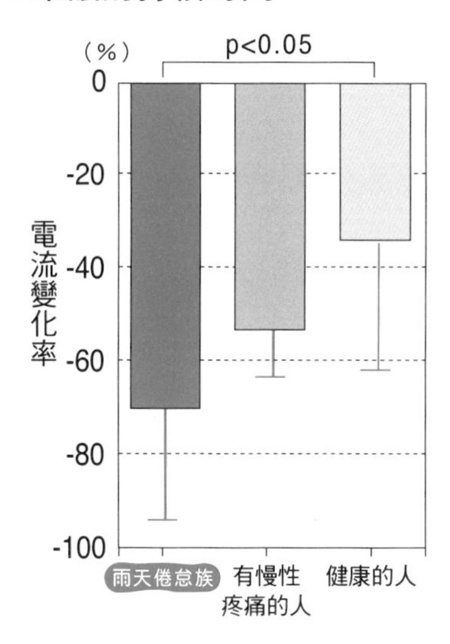

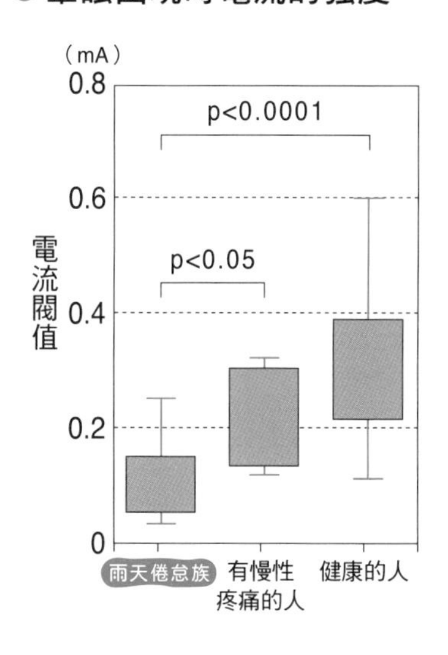

實驗證實：耳朵是氣壓的偵測器

前面提到「察覺氣壓變化的偵測器，或許就在耳朵裡」，接下來要介紹的實驗，證實了這項推論。如果覺得內容讀起來有點難，直接略過也沒關係。

首先透過手術，讓小白鼠產生坐骨神經痛這種慢性疼痛，再讓牠進入可人為操控氣壓的空間，觀察氣壓變化對其足部疼痛的影響。疼痛刺激的強度分為「弱・中・強」，測量小白鼠在不同強度下的抬腳次數（即感覺到疼痛的次數）。實驗總共測量了6次，分別是「慢性疼痛發作前」1次，「發作後氣壓下降之前」1次，「處於低氣壓之中」（灰色區域）2次，「氣壓恢復正常之後」2次。實驗結果如左頁右圖所示。

從圖表中可以看到，**手術前到手術後，小白鼠抬腳的次數增加，顯示慢性疼痛發作。**當氣壓降低時，進行「弱・中・強」3種強度刺激，抬腳次數均持續增加，顯示疼痛程度加劇。此外，當氣壓恢復正常時，抬腳次數就減少，顯示疼痛已經減輕。

○慢性疼痛小白鼠（右）與內耳受損的慢性疼痛小白鼠（左），在氣壓變化下的疼痛增減情況

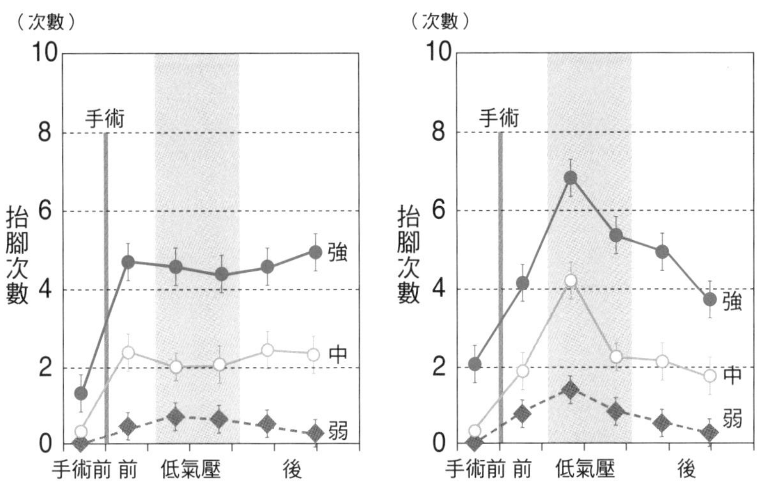

出處：改編自Funakubo M, et al., European Journal of Pain 14 (1): 32-39, 2010

那麼，如果有慢性疼痛的小白鼠內耳受損，再進行相同實驗會是什麼狀況？結果如左圖所示。不管在手術前還是手術後，內耳正常跟內耳受損的小白鼠表現都一樣，不過，**當氣壓開始下降，內耳正常跟內耳受損的小白鼠就出現明顯差異。**內耳受損的小白鼠在氣壓降低時，抬腳次數完全沒有增加（疼痛沒有加劇）。

也就是說，內耳失去功能，就無法感知氣壓，疼痛也不會加劇。換句話說，內耳就是察覺氣壓的偵測器。

雨天倦怠族發病的原因長期不明，如今終於有了解答。

氣壓變低，自律神經就失調

當天氣變差，氣壓慢慢下降，雨天倦怠族內耳的氣壓偵測器就會敏感地察覺到，並將這個訊息作為某種壓力**從內耳傳遞給大腦**，於是雨天倦怠族的**自律神經開始失調，導致雨天倦怠症狀出現**。

在前面章節曾提到，自律神經失調是「壓力」引起的，為什麼氣壓變化會被視為壓力傳到大腦呢？接下來就來仔細探討一下。

前頁提到的慢性疼痛小白鼠實驗還有後續。我們又進行實驗，以確認內耳察覺到氣壓變化之後，是否會將訊息傳遞給大腦。

實驗觀察的重點是連結內耳與大腦的「前庭神經」。如果氣壓改變使得前庭神經變得活躍，那麼訊息應該已經透過前庭神經從內耳傳到大腦。結果正如我們所料，當氣壓開始下

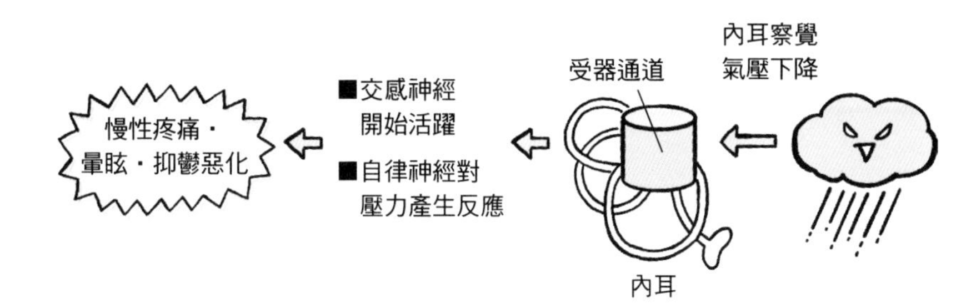

降，主要分布在內耳三半規管的前庭神經便開始活躍。

前庭神經是控制平衡感的神經，當身體傾斜或旋轉時，前庭神經就會反應，將訊息回報大腦。假如氣壓變化也會像身體傾斜或旋轉那樣影響前庭神經，那麼就算身體實際上沒有旋轉，大腦仍會誤以為「前庭神經發生反應，身體在旋轉」，因而產生混亂。**這種混亂形成「壓力」，導致交感神經過度亢奮，進而造成自律神經失調。**

除了氣壓變化的壓力，生活中還潛藏著各種不同壓力。當這些壓力造成自律神經失調，就更容易引發天氣病。除了內耳的敏感性，**自律神經容易失調，也是造成雨天倦怠症狀惡化的重要原因。**

雨天倦怠族是因為

自律神經的切換不協調

這裡我們再多談一些壓力與自律神經的關係。

自律神經感受到壓力時，會從副交感神經切換成交感神經。在某種程度上，**壓力可以說是讓自律神經切換的開關。**

例如在酷熱難耐的夏天，「熱」的壓力觸發了自律神經的切換，使交感神經活躍，開始排汗。我把這種切換稱為壓力反應，人體透過排汗可以調節體溫，才能適應炎熱的環境。

大家聽過**「體內平衡」**（Homeostasis）嗎？指的是就算面臨外部影響，仍能維持體內環境平衡的機制。**自律神經負責的就是維持平衡的工作。**從這個角度來看，壓力並不是壞東西，人體的設定本來就能透過壓力來調節功能運作。

雨天倦怠族或許認為：「難道不是壓力導致自律神經失調，才讓我不舒服的嗎？」

事實上，與其說是壓力的錯，其實是自律神經無法順利切換才造成的。現代人的生活，夏天習慣待在涼爽的冷氣房，冬天則是窩在開了暖氣的家裡，一整年下來都處在溫度恆定的環境，自律神經不再需要因為氣溫而進行調節。

當身體長期處於沒有溫度變化的環境中，自律神經的切換就會變得遲鈍又不穩定，無法有效應對壓力。雨天倦怠族當中，大概有很多人都是這樣吧。

另一個導致自律神經無法順利運作的原因，就是「慢性疼痛」。慢性疼痛患者經常受到疼痛的壓力，交感神經應該很活躍才對，然而研究結果卻發現，他們的「交感神經活性極為低弱」。

既然如此，為什麼會覺得痛呢？那是因為體內產生了許多腎上腺素受體。由於交感神經活性低，分泌的正腎上腺素減少，導致體內增生了許多腎上腺素受體，只須微量的正腎上腺素就能引發反應。

「交感神經功能低下，表示自律神經無法有效應對壓力」，這就是問題所在。**雨天倦怠族的慢性疼痛問題，也讓自律神經的切換受到影響，無法順利運作。**

沒問題，已經找出改善對策

目前為止談的內容比較難，大家都能理解嗎？**了解雨天倦怠族的身體發生了什麼事，是不是覺得比較安心呢？還是因為自律神經失調等新問題的出現，讓你變得更加不安？**

別擔心，**只要採取適當的因應對策，雨天倦怠症狀就能改善。**即使無法完全根治，也能減輕日常生活的痛苦。這裡先介紹大致的方針，下一章將有詳細說明。

大多數的雨天倦怠族本來就有慢性疼痛（頭痛等）的問題，所以不能一次就想要根除疼痛。請依照以下3個步驟，循序漸進地克服疼痛。

①察覺天氣變化，預防急性疼痛發生
②理解疼痛，透過治療及自我保健來控制
③疼痛如果是疾病造成的，就把病治療好；如果是生活習慣引起的，就改變習慣。

○ 慢性疼痛與雨天倦怠族疼痛的變化

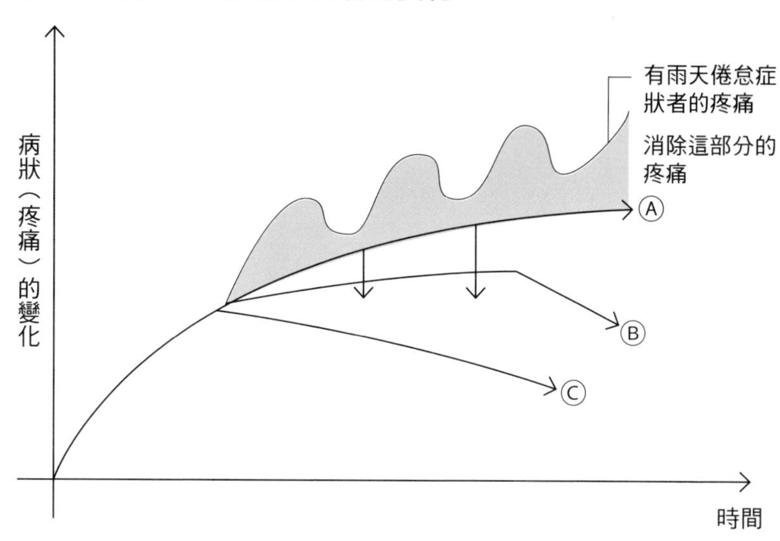

上方圖表中的曲線，為雨天倦怠族疼痛的變化。A是慢性疼痛持續惡化的人，B是正在治療慢性疼痛的人，C是慢性疼痛已獲得改善的人，最上方的波形部分是受天氣因素加強的疼痛。只要能夠預防波形部分的發生，就能漸漸往B跟C改善，這就是①的預防對策。

此外，理解疼痛的原因來消除不安，並且積極接受治療，就能控制疼痛（②），而最終目標就是要治好疾病，改善生活習慣（③）。

要達到目標，**調節自律神經**也很重要。

不知該如何是好

放著雨天倦怠症不管會怎樣？

雨天倦怠症狀只要處理得當，就能獲得改善，但**如果放著不管，就會演變成非常嚴重的狀況**。

當雨天倦怠症狀逐年惡化，疼痛的原因就會更加複雜，甚至很有可能會變成超級雨天倦怠族。另外，要是沒發現自己是雨天倦怠族而一直忍受疼痛，可能會導致更強烈的不安感，到時候不只是身體，就連心理也會有負面影響。

為什麼放著不管，疼痛就會惡化？請回想一下先前所討論的雨天倦怠症狀發作機制，應該就能明白。氣壓變化的壓力導致交感神經亢奮，血管收縮，血流減少，因而引發疼痛。而疼痛本身也是一種壓力，會進一步刺激交感神經興奮，血液循環就更差，導致疼痛加劇。要是放任不管，結果**就會陷入危險的疼痛惡性循環**。

當疼痛變成持續性的慢性疼痛，交感神經的活性會變得低弱，自律神經無法正常切換。隨著疼痛情況變得複雜，自律神經就會失調，衍生更多其他的不適症狀。

雨天倦怠族請先找信賴的醫師求診，同時開始嘗試下一章的對策。

正在閱讀本書的你，或許已經察覺自己就是雨天倦怠族（又或者有家人或朋友可能是雨天倦怠族），能注意到這一點算是相當幸運。

有些人不明白，雨天出現的不適，其實是氣壓變化所引起的，而前往醫院檢查卻找不出問題出在哪裡。若不知道天候的變化會造成疼痛，可能一輩子就深陷於神祕的身體不適中，煩惱度日。

有些人會突然發生劇烈頭痛或暈眩（本身不知道是受到天氣影響的緣故），擔心是不是患了重病，於是去神經內科或腦神經外科檢查，結果醫生告知沒有異常：「檢查沒有問題，請放心。」然而，疼痛還是持續，只好再去骨科看診或者嘗試針灸、按摩等等。經過一段時間，疼痛更加嚴重，情緒因此低落，只好再去看身心科……。像這樣的雨天倦怠族其實非常多。

正因為深刻理解雨天倦怠族的痛苦，因此希望可以**幫助大家減輕雨天倦怠的症狀，進而讓更多人能理解這種情況**。請大家幫忙讓身邊的人知道，氣壓變化會引發雨天倦怠症狀。

「雨天倦怠族」病歷①

難以讓旁人理解的慢性「疼痛」

「疼痛」只有自己感覺得到，不同人的感受也各不相同，所以，對他人來說是很難理解和體會的。我將疼痛程度分為「最大・最小・平均・當下」4種，以0〜10的數值來表示。吉田智子小姐（化名・25歲）表示自己在下雨的前一天就會開始頭痛，我請她寫下疼痛的程度，數值為「最大4・最小2・平均3・當下2」，是相對較輕微的疼痛。然而光靠這些數值並無法評斷慢性疼痛的嚴重程度，必須綜合評估。諸如：「疼痛生活障礙評量」以了解疼痛對生活品質的影響、「精神狀況評量」來了解疼痛對於心情的影響，以及在疼痛之中是否能夠繼續生活工作的「自我效能感」等，才能真正理解疼痛。

觀察吉田小姐的狀況，雖然雨天倦怠症狀並未對她的生活品質造成嚴重影響，但精神上卻非常痛苦，無法繼續忍受。因此，我建議她嘗試下一章介紹的「耳朵按摩」，結果疼痛逐漸減輕，心情也變得開朗積極。「疼痛程度」與「不適感」之間所存在的落差，使得雨天倦怠族的痛苦難以被他人所理解。

「雨天倦怠族」病歷②

天氣病造成的嚴重後果

鈴木陽子小姐（化名・43歲）表示，自己從十幾歲起就一直飽受頭痛困擾，有時會因為突如其來的劇烈頭痛而嘔吐，頸部及腰部甚至會感到難以忍受的疼痛。事實上，她的症狀多在下雨天或是下雨之前就會出現，但她並未察覺自己是雨天倦怠族。由於頭痛實在太嚴重，擔心的她前往腦神經內科接受檢查，但並未發現異常，醫師只說了：「請再繼續觀察。」

後來，她認為可能是以前脖子曾經受過傷的關係，所以前往骨科檢查。醫生診斷「可能是烏龜頸所造成」，並開了止痛藥跟肌肉鬆弛劑給她，但鈴木小姐的狀況並沒有因此得到改善。

鈴木小姐的頭痛持續惡化，導致工作經常請假，最後醫院診斷為「憂鬱症」。就在此時，她得知我的研究前來求診，聽完狀況描述，我確定她就是「雨天倦怠族」。除了給予適當的治療，也請她配合自我保健，半年後症狀就獲得改善。如果當時放著問題不管，鈴木小姐到現在一定還在為了疼痛所苦吧。

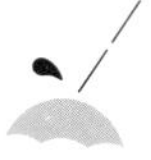

「雨天倦怠族」病歷③

被誤會是偷懶……
成人與孩童不同的偏頭痛症狀

菊池莉子同學（化名．16歲）被母親帶來我的門診。從小學起，她在下雨的前1天就會頭痛，升上中學之後頭痛狀況惡化，導致經常請假。這也造成她在班上的人際關係出現問題，進而形成壓力，疼痛變得更加嚴重。

不過，母親發現莉子的頭痛跟一般大人的頭痛不太一樣，都是突然發生，而且痛到只能臥床休息，但兩個小時之後就能立刻起身。詳細聽完莉子的狀況，我注意到莉子的頭痛都是受光線、聲音或氣味的影響才發生。

我判斷莉子的頭痛是兒童特有的偏頭痛，並且引發了雨天倦怠症狀。成人與兒童的偏頭痛症狀稍有不同，大人的疼痛可能持續數小時至數天，兒童則大概持續2小時，過了這段時間就會立刻改善。

兒童的這種頭痛只要服藥就能緩解症狀，恢復活力，病情很快就能改善。莉子的狀況也是這樣，只要天氣變差之前先服用藥物就能預防。2個月之後，她就活力十足地回到學校上課了。

第2章

轉一轉偵測氣壓的「耳朵」，溫暖一下吧

緩解雨天倦怠症狀

好像就快下雨了……

一有徵兆立即採取對策

雨天倦怠族的內耳非常敏感，所以能比其他人更早察覺到天氣變化，如「好像就快下雨了」、「颱風接近了」，隨後就會出現劇烈頭痛或疲倦感等症狀。到底該怎麼做，才能預防難受的雨天倦怠症狀呢？**首要之務是在出現明顯症狀之前，就先察覺徵兆。**「徵兆？從來都沒有感覺到徵兆啊……」很多人可能都會這麼說，但請再仔細回想看看。

- 沒有睡意卻打哈欠
- 站起身時突然感到暈眩
- 出現輕微耳鳴，有時低音有時高音
- 太陽穴附近陣陣抽痛
- 肩膀覺得很重，好像背了重物
- 出現類似感冒的症狀

雨天倦怠族會出現什麼樣的徵兆？

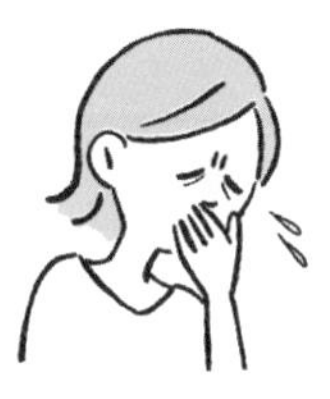

嘔吐感
胸口附近陣陣作噁，想吐

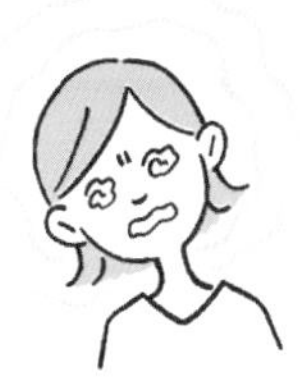

暈眩
覺得天旋地轉身體輕飄飄的，眼前景象出現重疊

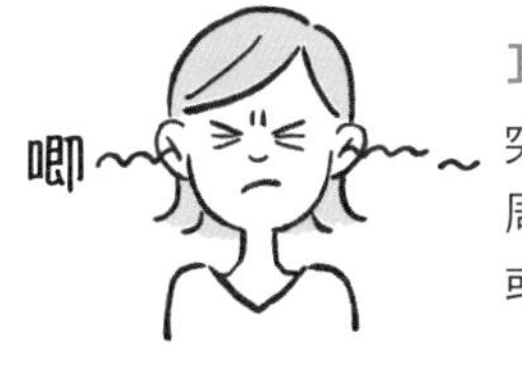

耳鳴
突然聽見不同於周遭聲音的雜音或奇怪的聲音

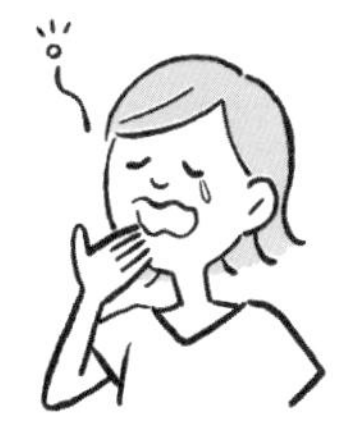

打哈欠
身體不舒服之前會打哈欠，但人不覺得累也沒有想睡

當你注意到身體的這些微妙變化後，頭痛或暈眩是不是就隨之而來了呢？

這些都是雨天倦怠症狀的徵兆，如果忽視這些徵兆，就會出現難受的疼痛等不適症狀。因此，能夠盡早發現徵兆，並且把握時機採取對策，對雨天倦怠族來說十分重要。「很快就會開始痛了」、「雨天倦怠症狀快要發作了」，當身體特別發出提醒，千萬不要錯過這些徵兆的訊息。

服藥的時機也很重要，之後將在第4章討論。本章介紹的按摩等方法也能發揮效果，請務必試試看。

預先刺激偵測氣壓的耳朵！

平衡失調的自律神經

當出現頭痛或暈眩等雨天倦怠症狀的徵兆時，就要全力預防症狀的發作。那麼，應該採取哪些對策呢？

之前提到雨天倦怠症狀之所以發生，是因為天氣變差時氣壓出現變化，結果引起自律神經失調。當雨天倦怠族的身體察覺到氣壓變化，應對身體活動的交感神經就會亢奮，造成血管收縮，血液循環變差，從而引發雨天倦怠症狀。

因此請大家務必要**加強耳朵的血液循環**。由於耳朵裡面的內耳是感知氣壓變化的部位，而**血液循環變差與雨天倦怠症狀的發作有關**（詳見第1章），因此當徵兆出現，表示內耳的血液循環已經開始變差，這時就要刺激耳朵，促進血液流動。

為了改善內耳的血液循環，我研究出一個獨特的方法，稱為「轉啊轉耳朵按摩操」，非常簡單好做，但效果驚人。當雨天倦怠症狀的徵兆出現，或是看到氣象預報說「明天會下雨」，就可以做轉啊轉耳朵按摩操當作預防對策，有助於防止頭痛或暈眩的發生。

這個按摩方法一點也不麻煩，做起來相當簡單。只需用手捏住雙耳，上下輕拉、前後繞轉，大約1分鐘就能完成。按摩後會感覺耳朵血液循環變好，整個人暖呼呼的很舒服，而且「暖呼呼」的感覺會持續很長一段時間。這個按摩完全不需要任何準備，隨時隨地都能輕鬆做。

提醒大家一點，**持續做「轉啊轉耳朵按摩操」一段時間後，即使雨天倦怠症狀好多了，也絕對不能大意。最好持續進行耳朵按摩，重要的是養成每日按摩的習慣。**

選擇一個固定的按摩時間是持續的關鍵，像是每天洗完澡血液循環變好的時候，或是早上起床沐浴晨光的時刻。只要能夠每天持續做，失調的自律神經就能慢慢恢復平衡，雨天倦怠症狀也就不容易發作。

什麼是「轉啊轉耳朵按摩操」？

~改善內耳血液循環，預防雨天倦怠症狀~

何時做？

- 覺得身體狀況出現變化時。
- 身體沒有徵兆，但知道最近會下雨（氣壓下降）。
- 決定按摩時間，養成每天按摩的習慣。
- 利用剛洗完澡血液循環較好的時間按摩最佳。每天持續按摩，自律神經就不容易失調！

※剛洗完澡血液循環較好，但也有人會感覺暈眩。若有這種情況，請選擇其他時間來按摩。

除了按摩耳朵之外，也要改變生活習慣

- 規律飲食（例如食量部分，早餐要吃飽，晚餐則減量）。
- 從事伸展操等輕度運動。
- 不過度累積壓力，晚上好好睡覺。

以上對預防自律神經失調來說都是必要的

注意事項

拉耳朵時不要過度用力

造成負擔的話，可能會引起反效果。請用耳朵覺得舒服的力道來按摩。

請盡量保持手和耳朵的清潔

如果指甲過長或有污垢，可能會把細菌帶入耳朵，進而引發感染。

感覺到痛就停止

若耳朵感覺怪怪或出現劇痛，可能是耳朵有異常。疼痛持續的話，請前往醫療院所就診。

耳朵硬＝身體弱

中醫認為耳朵硬即身體弱的表現。為確認健康狀態，建議每天按摩耳朵1次。

一起做！轉啊轉耳朵按摩操

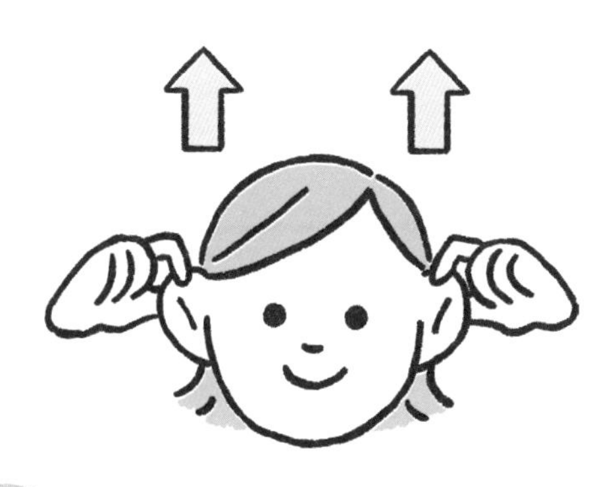

1 捏住耳朵上方，向上拉提

兩手輕輕捏住耳朵上方，如同往上伸展一般，用5秒的時間，慢慢將耳朵往上拉。

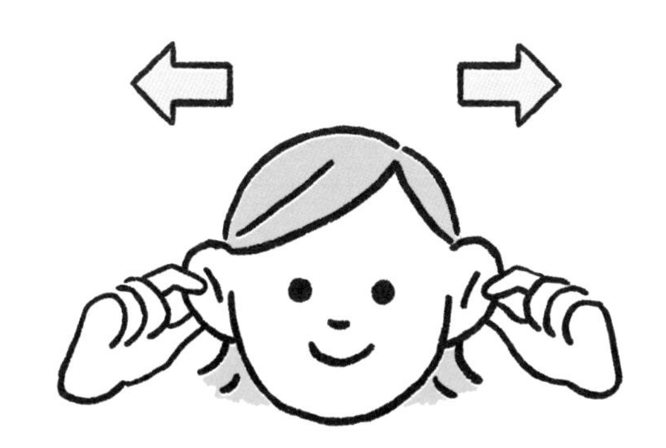

2 捏住耳朵中段，向身體外側輕拉

兩手輕輕捏住耳朵中段，如同往外伸展一般，用5秒的時間，將耳朵慢慢向外拉。

◀ 接續下頁

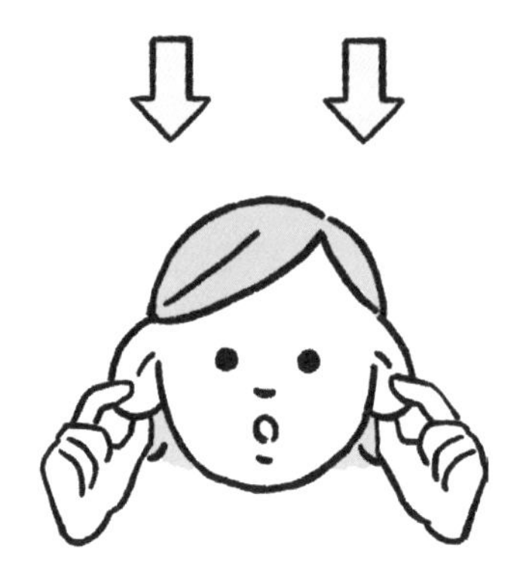

3 捏住耳朵下方，向下輕拉

兩手輕輕捏住耳朵下方，如同向下伸展一般，用5秒的時間，將耳朵慢慢向下拉。

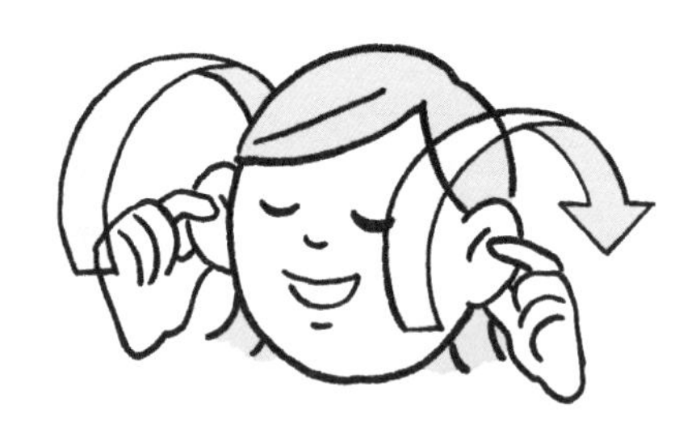

4 捏住耳朵向外輕拉的同時往後旋轉

兩手輕輕捏住耳朵中段，先向外輕拉，然後由前往後畫圓5次。重點在於緩慢地旋轉。

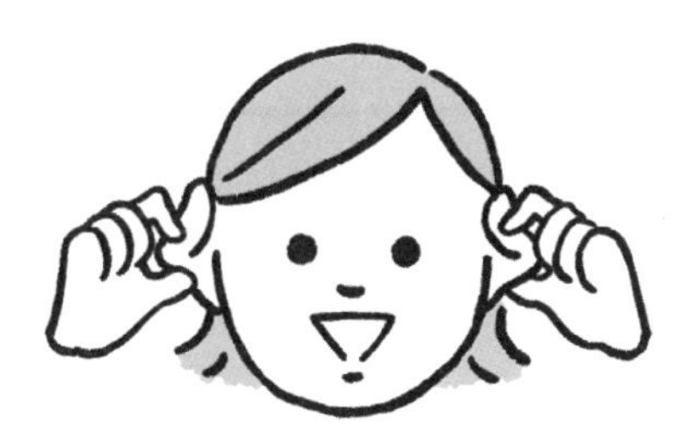

5 對折雙耳使其閉合

用手指壓住耳後，緩慢對折耳朵後數5秒。祕訣是不要用力，輕柔地蓋住耳朵。

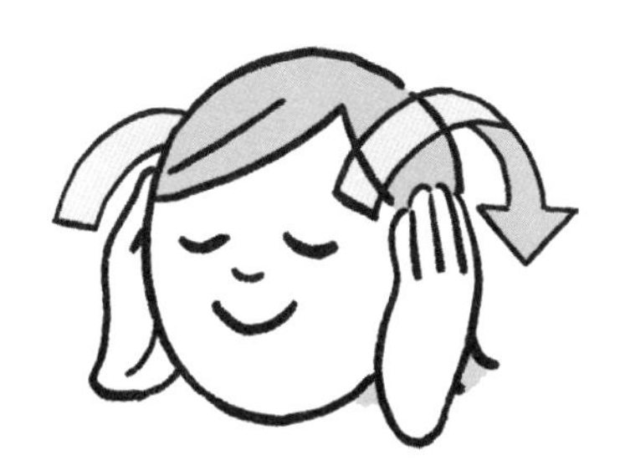

6 用掌心覆蓋耳朵，向後繞圈

雙手張開，用掌心輕柔地覆蓋住耳朵，想像如同畫圓般地由前往後緩緩繞圈5次。

提升**轉啊轉耳朵按摩操**的效果

「耳朵溫敷法」改善耳朵血液循環

轉啊轉耳朵按摩操的效果如何？是不是覺得耳朵暖呼呼的？這個按摩是非常有效的自我保健法，另外還有一個方法也能促進血液循環，那就是**很簡單就能熱敷耳朵的「耳朵溫敷法」**。

耳朵溫敷法的做法有2種。一種是利用溼毛巾熱敷，將擦手巾等小毛巾弄溼後輕輕擰乾，放入耐熱密封袋裡微波加熱1分鐘，接著將加熱後的小毛巾覆蓋住耳朵，熱敷耳朵及耳朵周圍。

另一種做法是使用寶特瓶，這個方法是參考針灸師若林理砂推薦的「寶特瓶溫灸法」。請使用熱飲專用的寶特瓶，依序裝入100毫升冷水以及200毫升熱水，然後上下搖晃，之後將瓶身貼在耳朵上即可。

「耳朵溫敷法」的關鍵，就是要熱敷到耳朵後方的「完骨穴」。溫熱完骨穴，可以促進頸部至頭部的血液循環，改善頭痛與暈眩，非常適合在天氣寒冷或耳朵冰冷時來做。**請搭配「轉啊轉耳朵按摩操」一起做。**

「耳朵溫敷法」有2種

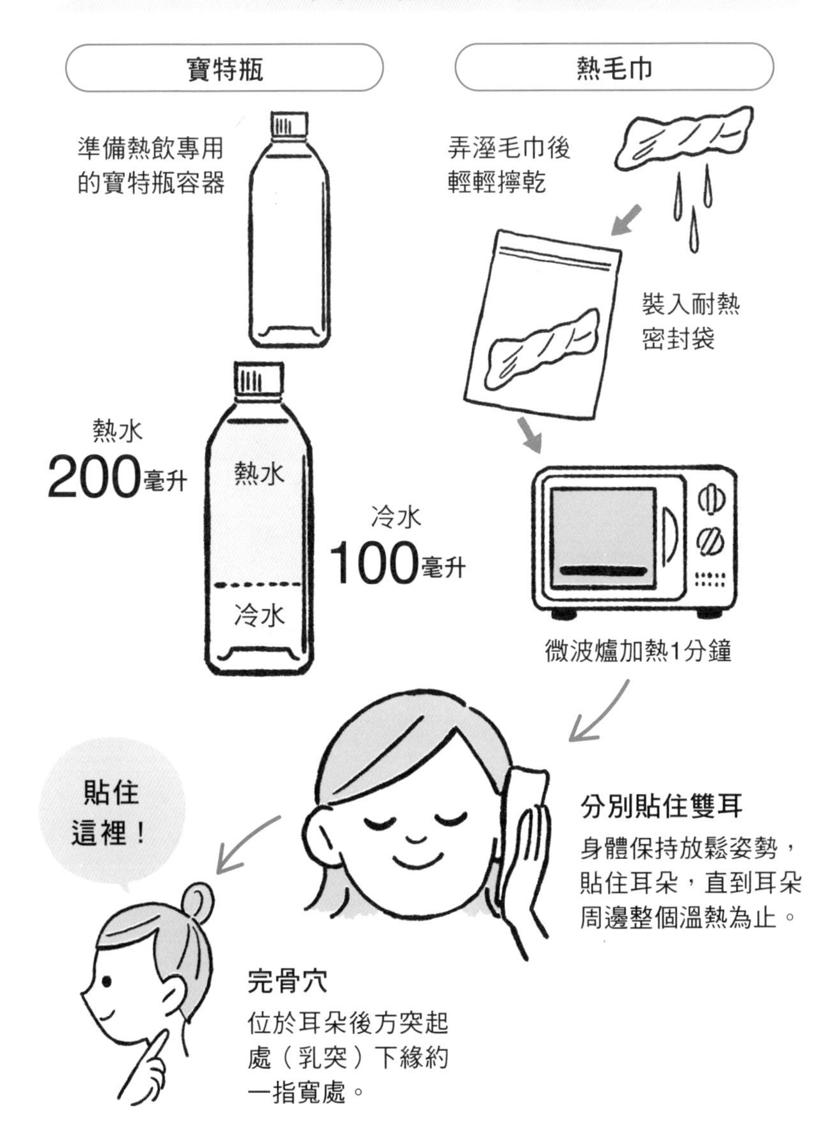
寶特瓶
準備熱飲專用
的寶特瓶容器
熱水
200毫升
熱水
冷水
100毫升
冷水
熱毛巾
弄溼毛巾後
輕輕擰乾
裝入耐熱
密封袋
微波爐加熱1分鐘
分別貼住雙耳
身體保持放鬆姿勢，
貼住耳朵，直到耳朵
周邊整個溫熱為止。
貼住
這裡！
完骨穴
位於耳朵後方突起
處（乳突）下緣約
一指寬處。

適用於緊急狀況

耳朵溫敷法有助緩解雨天倦怠症狀

結合「轉啊轉耳朵按摩操」及「耳朵溫敷法」一起做，可以提升效果。當內耳血液循環變好，就能改善自律神經失調。頭痛問題大多得依靠藥物緩解，**但如果能持續進行這些保健方法，就有可能慢慢減少用藥量。**用藥量減少後，藥物副作用的風險也會降低，因此這些方法非常適合孕婦及慢性病患者。

再次強調，採取這些方法的最佳時機，**基本上是在感覺身體出現不適徵兆時，或是在天氣變差之前**，因為疼痛一旦發作，通常很難馬上治好。能提前預防是最好的策略，不過應該還是會有人沒注意到身體徵兆，平日也忘了為耳朵按摩吧。

如果疼痛已經出現，請服用藥物，並立即進行耳朵溫敷法作為緊急對策。但身體不舒服時，溫敷耳朵有時可能會引發暈眩及噁心感。

雖然效果因人而異，但每天進行「轉啊轉耳朵按摩操」及「耳朵溫敷法」的話，持續2週到1個月，暈眩、耳鳴、頭痛等狀況就會改善。有許多雨天倦怠族都開心表示：「按摩之後，耳鳴馬上就消失了！」

耳朵溫敷法適用於以下狀況！

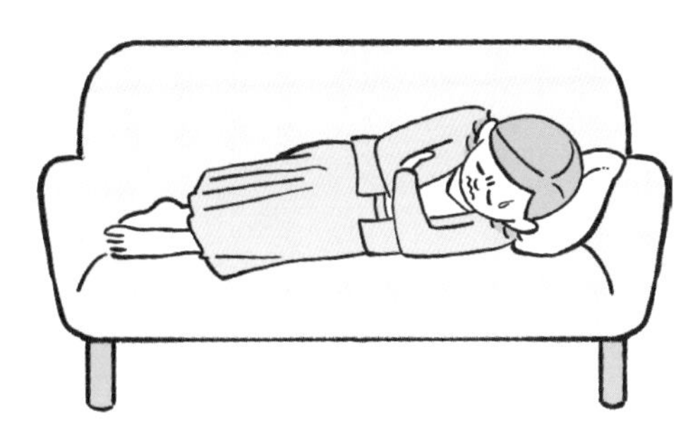

作為雨天倦怠症狀的緊急對策

頭痛等雨天倦怠症狀突然發作時，請試著溫敷耳朵。忘記吃藥時也很適合做。

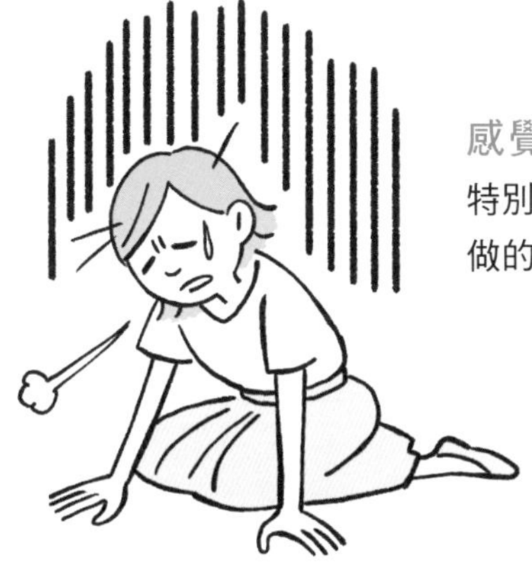

感覺疲勞時

特別適合在感覺疲勞時做，做的時候請盡量放鬆身體。

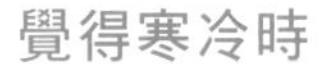

覺得寒冷時

寒冷季節耳朵特別容易冰冷。如果覺得冷，請多多溫敷耳朵。喝熱飲時順便溫敷耳朵也很好。

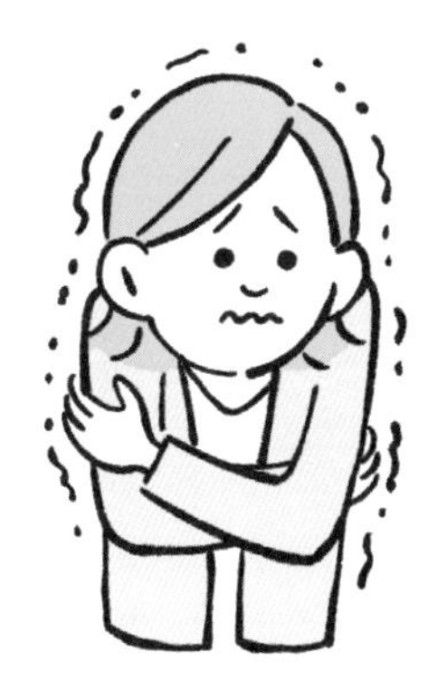

溫敷耳朵後卻不見效果……

這時就要刺激耳後穴道

大家對人體「穴道」了解多少呢？中醫稱穴道為「經穴」，是「氣」、「血」聚集的點。只要在這些點上按壓或加熱，就能改善氣血循環，緩解症狀，這就是穴道按摩。

接下來要介紹的是**耳後穴道按摩**。耳後穴道按摩有助於**改善自律神經失調，預防雨天倦怠症狀發作**，希望大家都能了解並加以運用。

耳朵的穴道眾多，透過「轉啊轉耳朵按摩操」和「耳朵溫敷法」就能刺激不少穴道。在此想向大家特別介紹3個耳朵後方的穴道：**「頭竅陰穴」**、**「完骨穴」及「翳風穴」**。

耳朵後方骨頭突起處稱為乳突，「頭竅陰穴」就位於乳突上方凹陷處，「完骨穴」在乳突下方約一指寬的位置，「翳風穴」則是在耳垂根部的凹陷處。

刺激這3個穴道，**可以緩解自律神經失調造成的頭痛及暈眩**，改善雨天倦怠症狀。當頭痛突然來襲，或者是轉啊轉耳朵按摩操及耳朵溫敷法效果不佳時，可以試著刺激這些穴道。

最簡單的按摩方法，就是利用左右手食指輕輕按壓這些穴道。由於完全不受場地及時間限制，**平時就能利用工作或家事的空檔進行。**

另外，也可以像溫敷耳朵那樣加熱刺激。在熱飲專用寶特瓶內裝入100毫升冷水及200毫升熱水，再將瓶身貼在穴道上。感覺到熱時停個幾秒，然後拿開，可以重複3～4次。

耳後穴道按摩的位置與訣竅

注意事項

按壓穴道力道要適中，停留約5～6秒。不過，刺激穴道會讓血液循環加速，有可能導致症狀或疼痛惡化。若身體出現明顯不適，請立刻停止按壓穴道，好好休息。

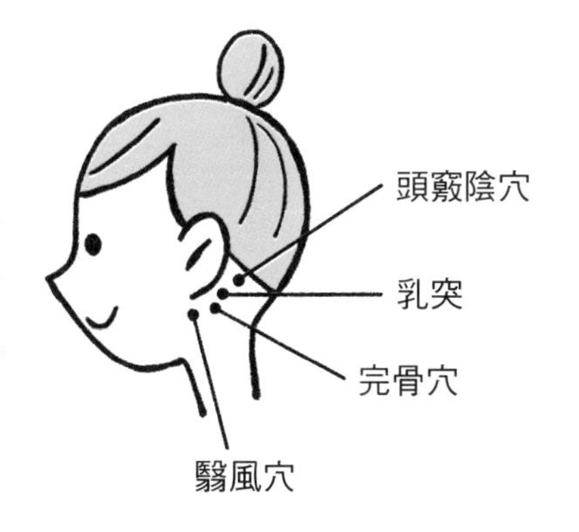

緊急時，活用手腕穴道刺激法

建議利用米粒刺激穴道

不只耳朵後方，人體還有其他穴道可以調整自律神經。一個是手腕處的「內關穴」，位於手腕內側，在手掌與手腕連接處往肘部方向約三指寬的地方。按壓時若感覺到痠脹，就是內關穴位置。按壓內關穴對暈車也有不錯的效果，能幫助恢復人體的平衡感。**雨天倦怠族如果有暈眩等症狀，當身體出現徵兆時，刺激內關穴會很有效。**

左右兩手手腕都有內關穴，請按壓比較痛、痠脹感比較明顯的那一側為主。可以用手指按壓，但利用OK繃將米粒貼在穴道上更好，從OK繃上方用手指按壓米粒，更能精準刺激穴道。

另一個穴道是位在第二腳趾的「厲兌穴」，刺激厲兌穴有助於調整腸胃蠕動、增進全身的水分循環、改善水腫。腸胃較弱或是身體水腫的人，按壓厲兌穴會覺得疼痛，所以剛開始做時請輕輕按壓就好。工作時，用另一腳的腳趾用力踩壓厲兌穴，也是不錯的方法。

改善自律神經的手腳穴道刺激法

內關穴

可以導正人體的平衡感，對緩解暈車或宿醉都有效。

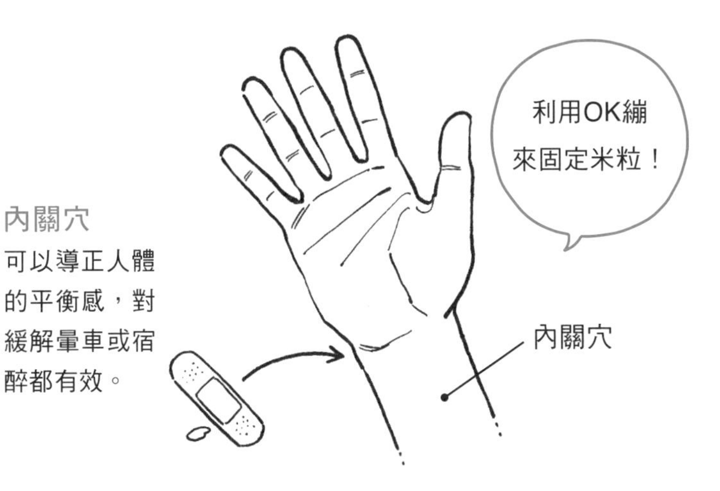

厲兌穴

可改善身體水腫的穴道，也能緩解打噴嚏、鼻塞等鼻炎症狀及花粉症。

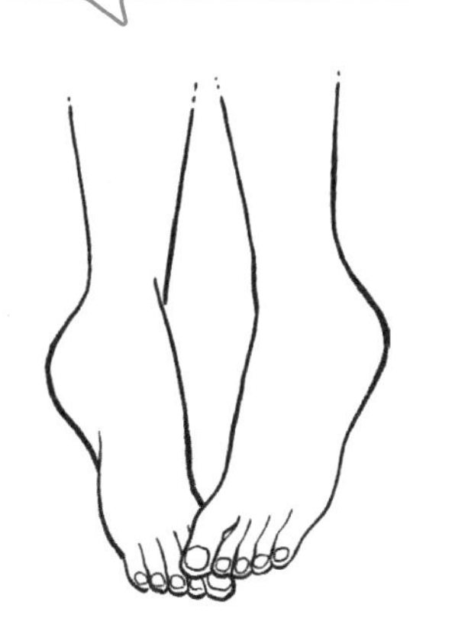

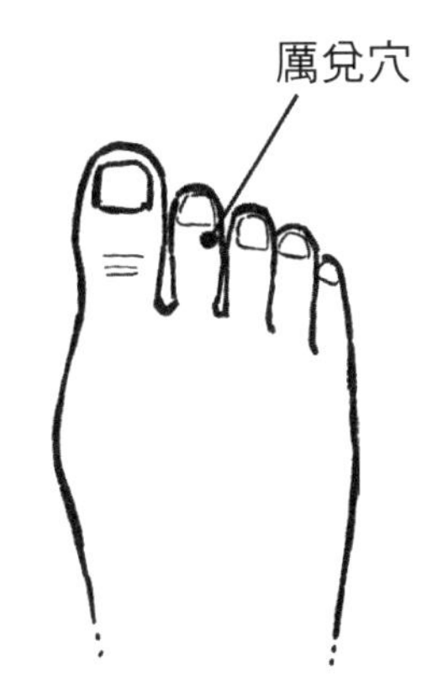

可以緩解雨天倦怠症狀的穴道還有很多，接下來就為大家介紹對應不同症狀的穴道。

首先，位於手掌正中央的「勞宮穴」可以調整自律神經，小拇指根部的「後溪穴」有助於緩解肩頸僵硬，而中指第一個關節上的「心點」可消除煩躁感。

手背上也有一些重要的穴道。食指指甲邊緣處的「商陽穴」可緩解背部及肩膀僵硬，位於食指與大拇指骨頭接合處的「合谷穴」對腰痛有效，小指指甲根部的「少澤穴」則可預防頸部僵硬。

容易按壓的手部穴位

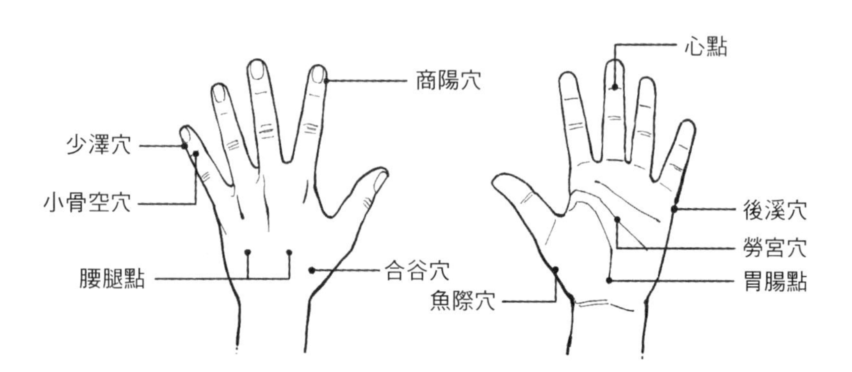

調節自律神經的手腳穴道刺激法

利用手指就能輕鬆刺激穴道，但有一些訣竅，學起來就能提升穴道按壓的效果。

1 每個穴道按壓5～6秒，重複3～5次

利用指腹輕輕下壓再緩緩放開，每個穴道重複按壓3～5次。

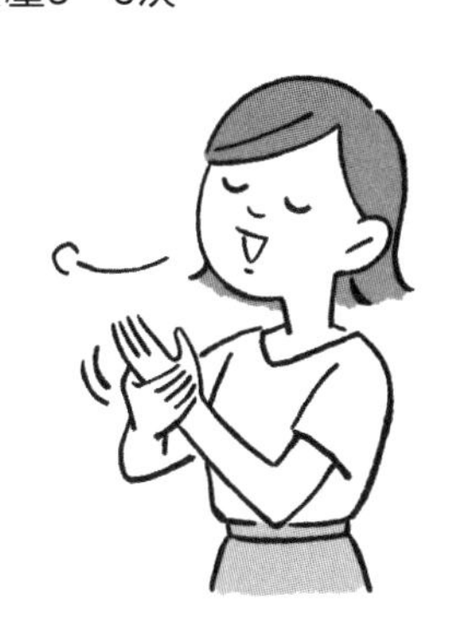

2 按壓時吐氣，放開時吸氣

按壓時從腹部緩緩吐氣，放開時則深深吸氣。

3 找出按壓時感覺痠脹的點

找出穴道的關鍵，在於按壓時是否有痠脹感。
請慢慢移動手指按壓，找出穴位。

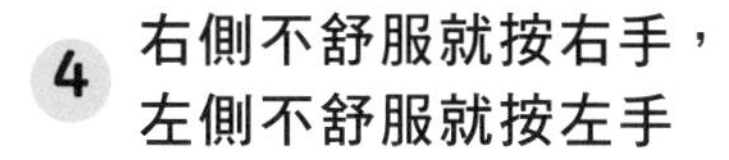

4 右側不舒服就按右手，左側不舒服就按左手

右手與身體右側連動，左手則與身體左側連動。
例如右肩僵硬時就按壓右手穴道。

5 按壓時切勿過度用力

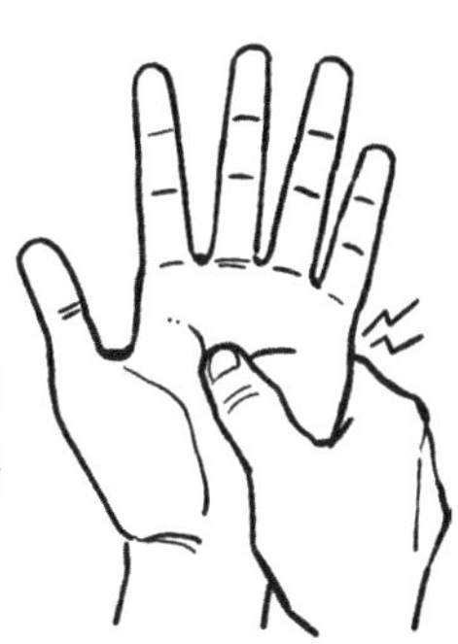

按壓時感到強烈疼痛，就是身體不適的象徵。過度用力按壓反而會讓身體緊張，所以一開始請輕輕按壓，慢慢緩解疼痛感。

拯救雨天倦怠族的耳塞

除了轉啊轉耳朵按摩操及穴道刺激，還有其他小技巧可以有效預防雨天倦怠症狀，那就是「具備氣壓調節功能的耳塞」。利用耳塞隔絕作為氣壓偵測器的耳朵，就不容易感覺到氣壓的變化。

除了天氣變化因素，日常生活中還有許多暗藏氣壓變化的場景，這些在第5章將有更詳細的說明。例如，搭乘超高層建築的高速電梯時，耳朵是不是會嗡嗡叫？這是氣壓變化造成的。飛機起飛時，或者新幹線（高鐵）或車輛高速穿越隧道時，氣壓也會急速變化，導致類似雨天倦怠的症狀（也就是所謂的交通工具倦怠族）。**面對這些日常中的氣壓變化，最簡單的應對方法就是戴耳塞。**

2015年，美國普林斯頓研究所針對雨天倦怠族進行了調查，並證實了耳塞的效果。如左頁圓餅圖所示，對於「戴上耳塞有助於緩解你的不適嗎？」這個問題，回答「非常有效」、「還可以」、「應該算有」的人數約佔81%，他們都覺得症狀有所改善。

約81%的人感覺改善！

Q 戴上耳塞有助於緩解你的不適嗎？

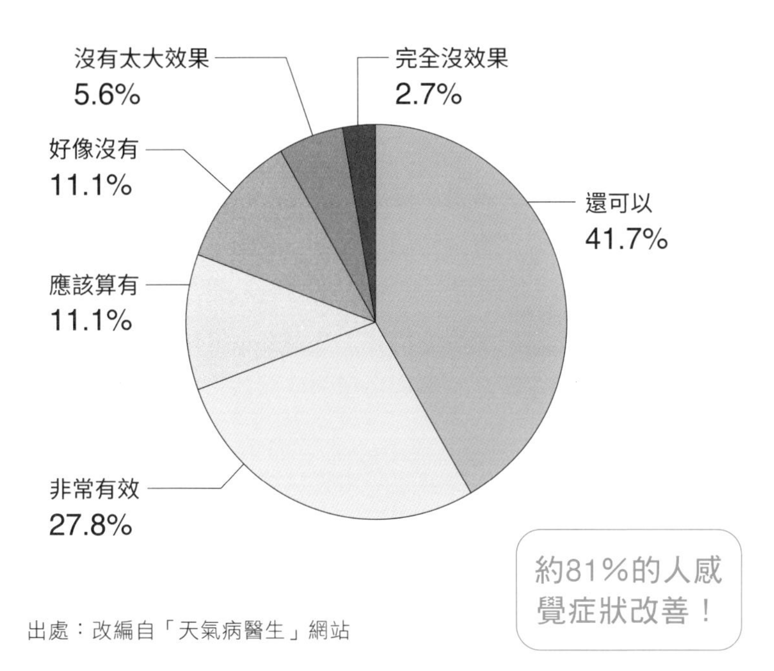

出處：改編自「天氣病醫生」網站

雨天倦怠族專用耳塞

在具備氣壓調節功能的耳塞中，建議選擇能應對由天氣引起的氣壓變化的類型（購物網站皆有販售）。這些耳塞專為有天氣病問題的人所設計，戴上時不會讓敏感的內耳不適，也不會妨礙對話（可以聽到聲音），使用起來非常方便。

「雨天倦怠族」病歷④

持續耳部按摩之後 成功回歸職場！

川島由香小姐（化名・31歲）是名工廠作業員。或許因為長期站著低頭工作的關係，慢性疼痛從頸部一直延伸到背部，就算請假休息還是不舒服，甚至出現暈眩問題，導致情緒低落。後來經旁人建議前往身心科就診，結果被診斷為「憂鬱症」，不得已只好先暫停工作。

川島小姐之所以來到我的門診，是因為從電視上知道了雨天倦怠症狀，這時才意識到自己的症狀都是在天氣變差時惡化。

首先，我請川島小姐開始寫「雨天倦怠日誌」，只要一出現徵兆就先服用暈眩藥（關於雨天日誌及暈眩藥在第4章將有詳細說明）。由於川島小姐還有肩膀及背部肌肉緊繃僵硬的問題，所以我也請她做伸展操。當急性疼痛透過藥物獲得緩解後，我再教她做「轉啊轉耳朵按摩操」以及穴道按摩。

漸漸地，她的身體變得更活動自如，3個月後心情變得積極開朗，並成功重返職場。現在她的身體狀況控制良好，工作時也充滿活力。

第3章

擊退頭痛與肩膀僵硬的「雨天倦怠族伸展操」

強化肩頸血液循環的最佳方法！

會成為 雨天倦怠族

肩頸血流不足也是重要原因！

第2章主要介紹促進血液循環的方法。想要打造出不受氣壓影響的自律神經，改善內耳的血液循環極為重要。然而**不只是內耳，多數雨天倦怠族的頸部和肩膀周遭，也有嚴重的血流不足的問題**。當肌肉僵硬緊繃時，頸肩到背部的血流就會不足，從而引發頭痛或暈眩的症狀。

此外，**雨天倦怠症狀的另一個特徵，就是慢性病會因氣壓變化而明顯惡化**。「脖子跟肩膀異常僵硬」、「肩膀好像扛了重物般沉重」，平常就肩頸僵硬的人，特別容易出現這些症狀。

大家最近有在運動嗎？坐辦公桌看電腦時，下巴是不是往前傾？是不是長時間低頭滑手機？當長期姿勢不良加上運動不足，就會導致肌肉緊繃，逐漸引發肩頸的疼痛。隨著疼痛加劇，身體就更難活動，肌肉而變得僵硬，血液循環也變差，這時如果再加上氣壓變化，就會出現重度肩頸僵硬的雨天倦怠症狀，進而引發頭痛及暈眩。

為了打破這種惡性循環，建議大家要做**放鬆肩頸及背部的雨天倦怠族毛巾操及伸展操**。

這個自我保健法簡單好做，希望大家能養成習慣每天練習。許多人持續做了一段時間後，肩頸僵硬便逐漸緩解，身體變得輕鬆，雨天倦怠症狀也慢慢不再出現。

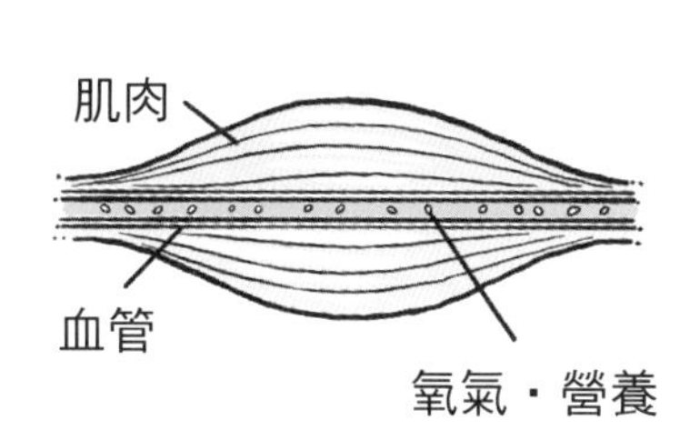

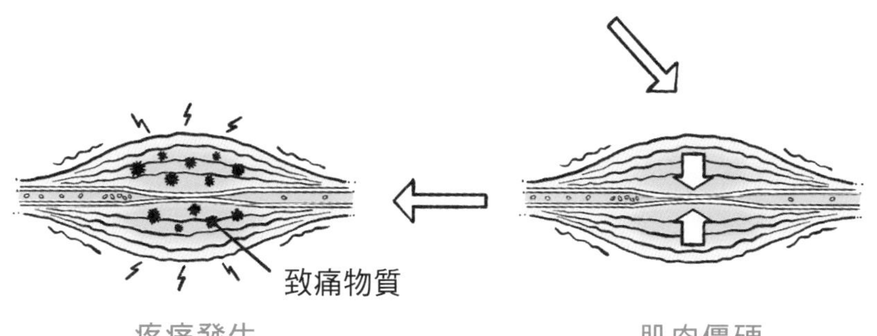

改善肩頸血液循環相當有效的

雨天倦怠族毛巾操

接下來就讓我們一起做「雨天倦怠族毛巾操」，來改善肩頸的血液循環不良。**雨天倦怠族毛巾操是利用拉扯毛巾的力量，進行身體伸展的簡單體操。**首先，請準備1條毛巾。

毛巾操有3組。一開始先把毛巾掛在脖子上，舒緩整個頸部。如果有頸部僵硬或疼痛問題，這麼做能緩減脖子的沉重感，增加頸部轉動範圍。

第二組毛巾操能改善脖子到耳朵的血液循環。關鍵是要有意識地伸展脖子的根部，做完之後，從脖子到耳朵都會感到輕鬆舒暢。

第三組毛巾操是放鬆從肩膀延伸到背部的肌肉，主要是斜方肌。脖子僵硬會對肩膀造成負擔，使得肩膀及背部肩胛骨周邊緊繃難以活動。這組毛巾操可以刺激肩胛骨區域，改善肩膀及背部的血液循環。

做毛巾操時如果用力過猛感到疼痛，反而會造成反效果。請大家適度進行就好，千萬別逞強。

雨天倦怠族毛巾操 1

放鬆整個頸部，不要屏住呼吸，放鬆進行。
這組毛巾操也很適合有烏龜頸問題的人。

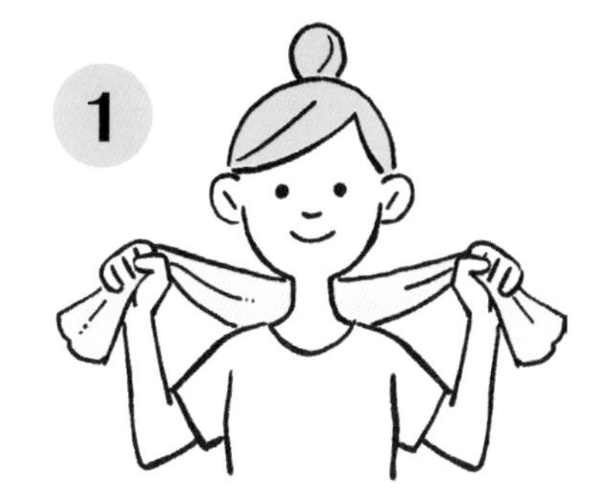

毛巾置於頸部後方，
雙手握住毛巾兩端。

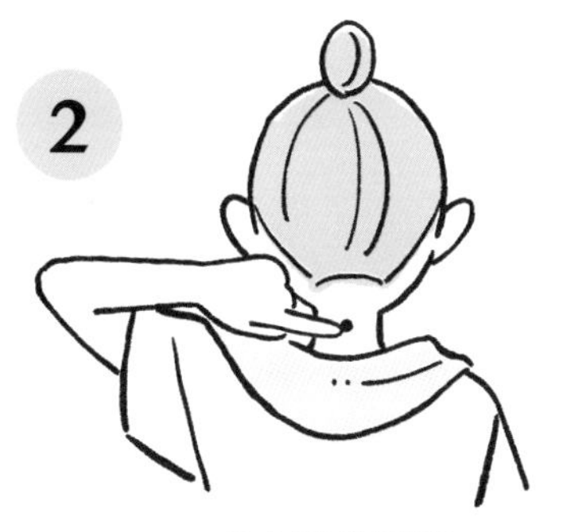

毛巾貼住頸後
正中央位置。

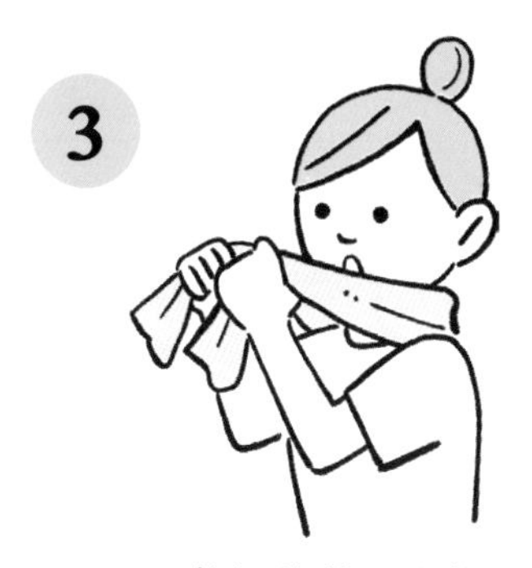

放好後將毛巾往
斜上方拉提。

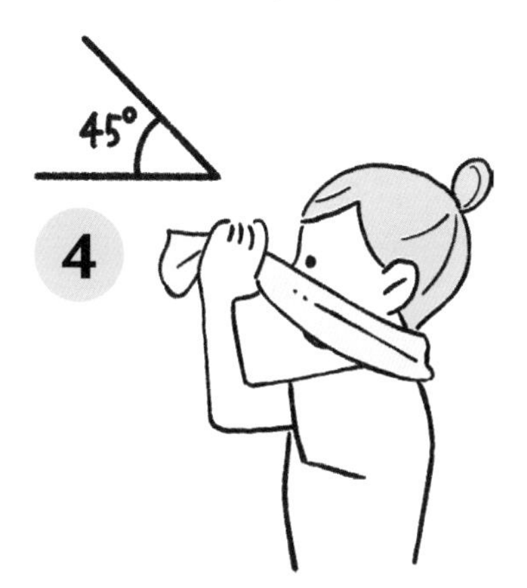

以45度角向上拉提。

壓迫頸部前側是危險的行為。
進行P97～P107的伸展操時，請注意不要壓迫到頸部前側。

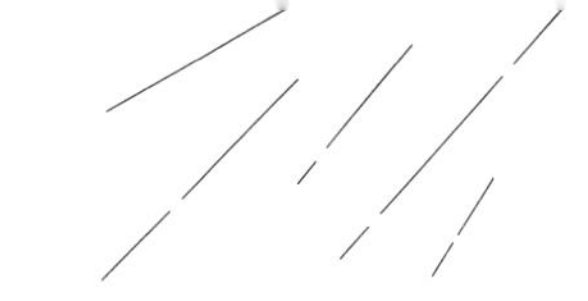

5

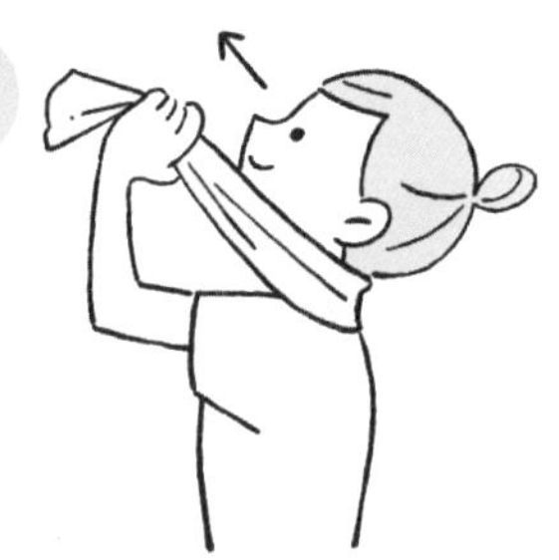

毛巾貼住後頸，視線
自然看向斜上方。

6

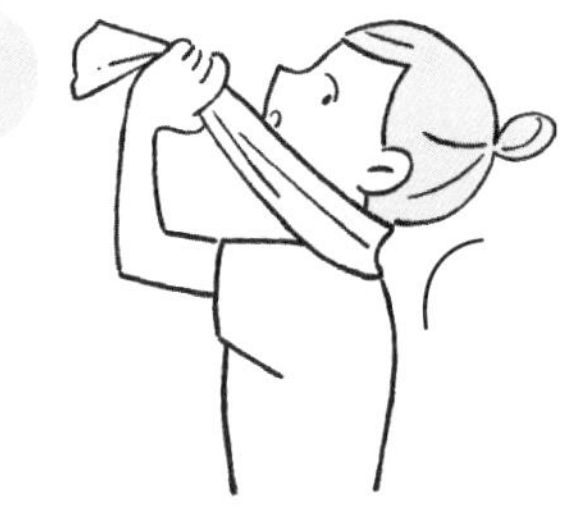

感覺頸部呈拱形。

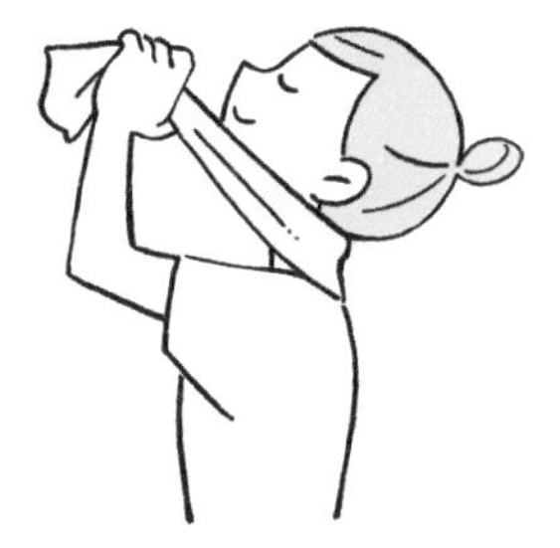

放鬆全身，緩慢
呼吸維持10秒。

8

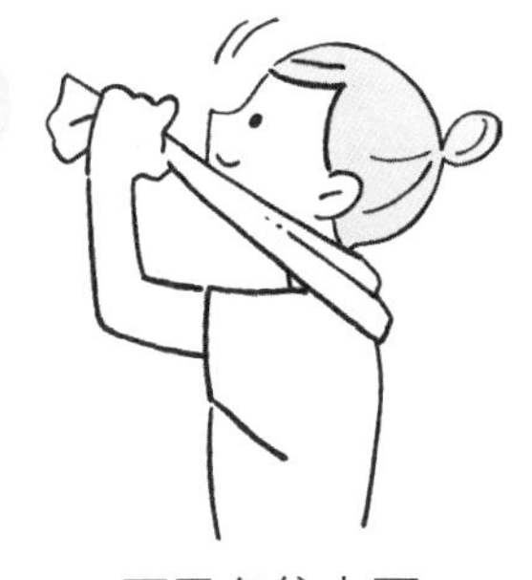

下巴各往上下
移動10次。

1 ～ **8** 的動作
慢慢重複進行10次，
一共3組。

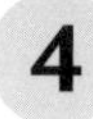

雨天倦怠族毛巾操 2

針對關鍵點，改善頸部到耳朵的血液循環。因雨天倦怠症狀導致嚴重頭痛的人，尤其推薦。做的時候以不感到疼痛為宜，絕對不要勉強自己。

1

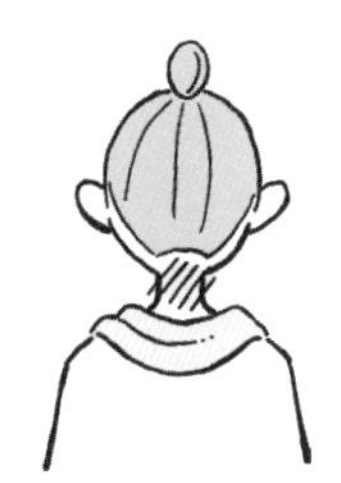

有意識地伸展脖子根部，挺直身體。

2

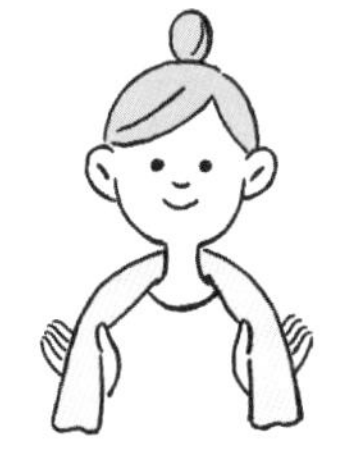

毛巾掛在脖子上，雙手握住毛巾兩端。

3

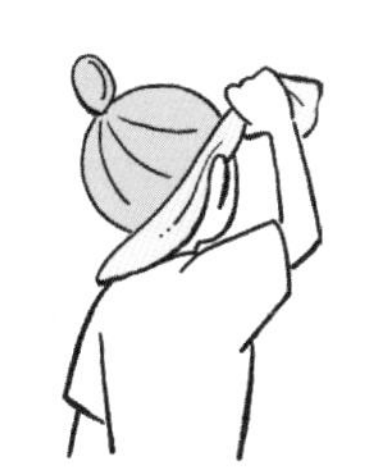

將毛巾一端掛在耳後的乳突上。

4

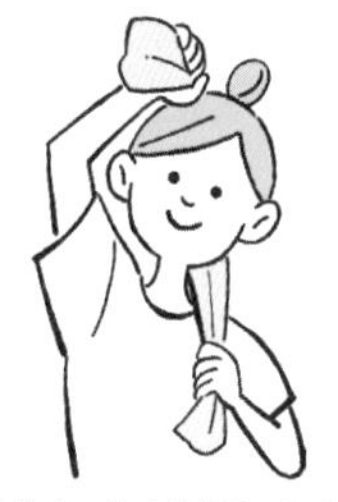

往斜上方拉提毛巾，緩慢呼吸維持10秒。

5

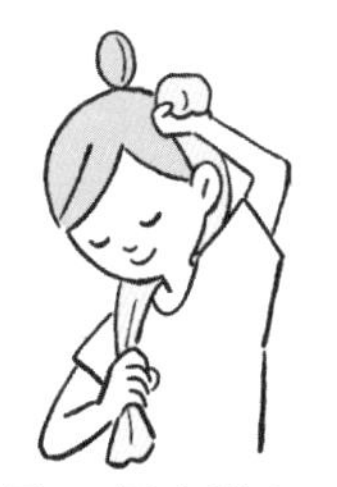

另一側也進行相同動作。

1～5的動作做3組

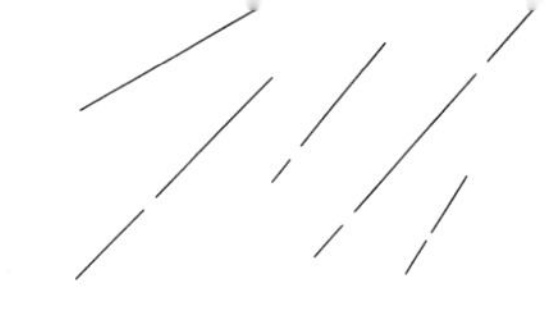

雨天倦怠族毛巾操 3

活動肩胛骨，改善肩膀到背部的血液循環。使用一般毛巾就可以，但如果肩胛骨僵硬緊繃，建議一開始先使用長浴巾。兩手間距愈寬，動作愈容易做。

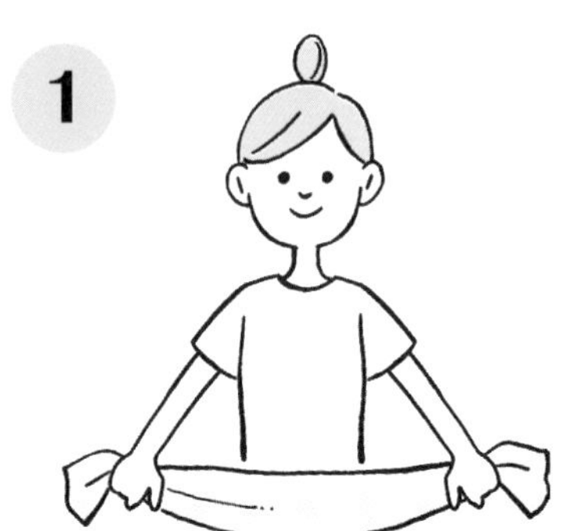

雙手握住毛巾兩端，置於身體前方。

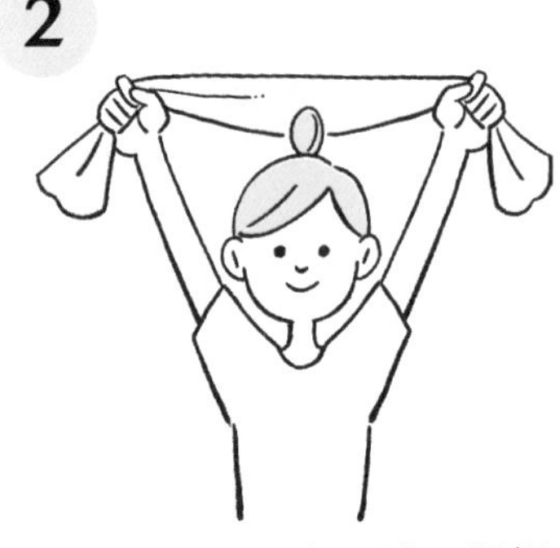

雙手握住毛巾兩端，慢慢將手臂舉過頭頂。

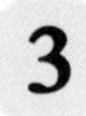

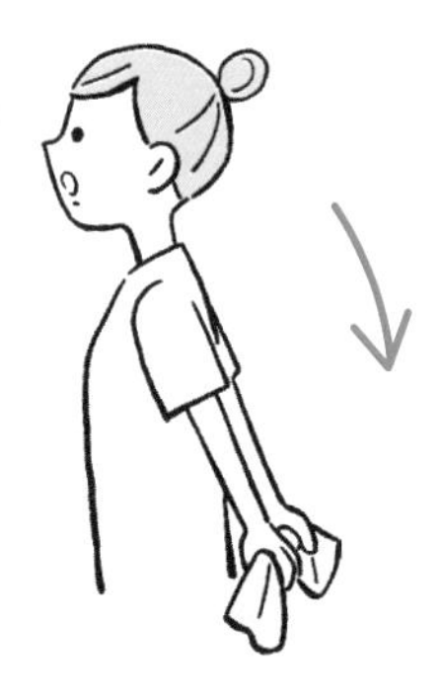

接著手臂繞到背後放下。

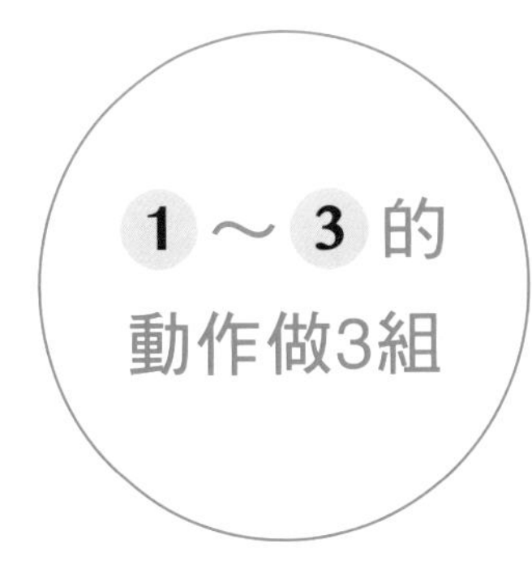

壓迫頸部前側是危險的行為。
進行P97～P107的伸展操時，請注意不要壓迫到頸部前側。

肩胛骨僵硬而做不到的人，可以這樣做

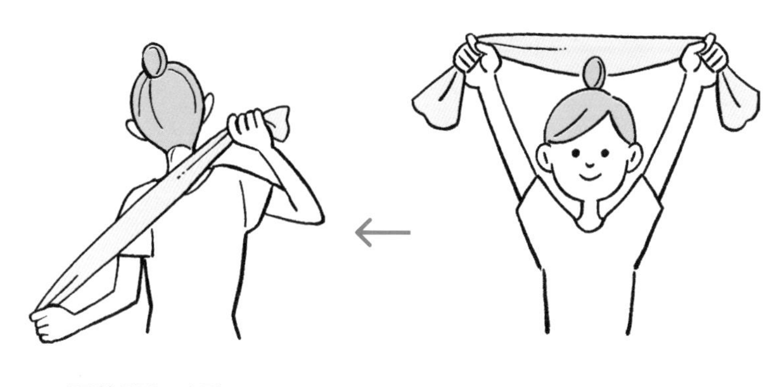

雙臂舉過頭頂後……

再將單側手臂向下壓

調整握住毛巾的寬度來提升伸展幅度！

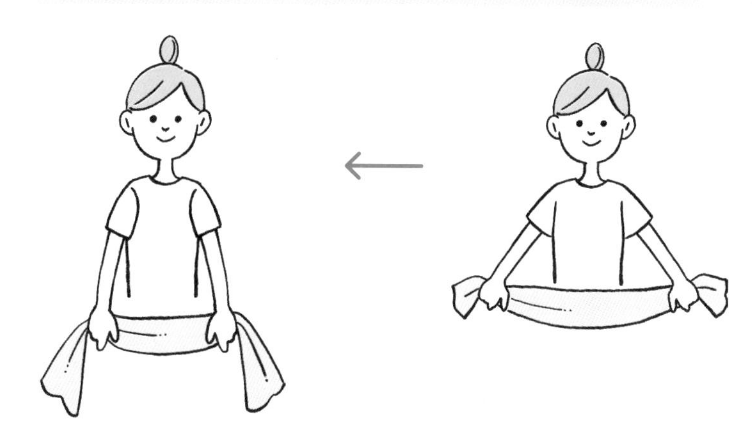

一開始先使用長浴巾，伸展時雙手間距會寬一些。

等到肩胛骨鬆開容易活動之後，就換成一般毛巾！

利用網球舒緩深層肌肉

就算肌肉再小也能正中紅心

接下來要介紹的是「雨天倦怠族伸展操」，可幫助伸展頸部較小肌肉，或是平時不容易刺激到的肌肉。推薦跟雨天倦怠族毛巾操搭配一起做，效果更理想。

其實舒緩頸部深處的小肌肉非常重要，如此不僅能消除頸部的僵硬疼痛，也有助於調節自律神經。

自律神經的控制中心位於大腦下視丘。自律神經的運作，是從下視丘通過脊椎內側的脊髓，將命令傳達到身體各部位。而距離大腦最近的頸部是脊椎神經的重要通道，頸部小肌肉若是僵硬，也會影響自律神經的運作，導致交感神經過度活躍，進而引發自律神經失調。

首先，頸部的小肌肉也要好好舒緩。當頸部肌肉放鬆，不僅能減輕肩頸的僵硬疼痛，還有助於調節自律神經平衡，相信很快就能從雨天倦怠族畢業。

1 活用網球的頸部肌肉舒緩伸展操

利用網球來按摩頸部的深層小肌肉。傳統伸展操舒緩不到的地方，運用網球就能輕鬆達陣。請放鬆身體，躺下來進行伸展。

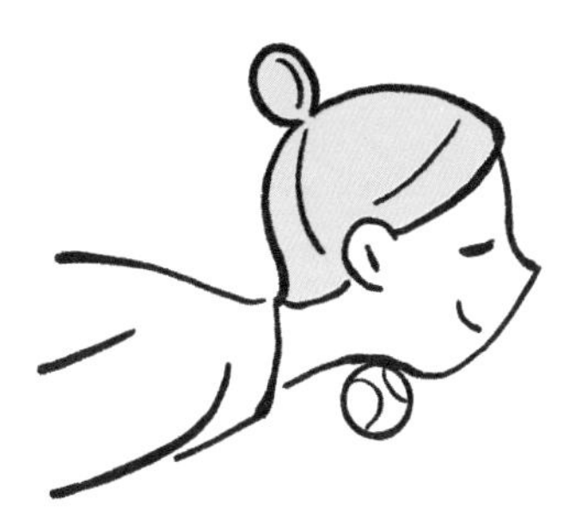

如圖所示身體俯臥，把網球放在下顎處，緩緩加壓持續10秒。

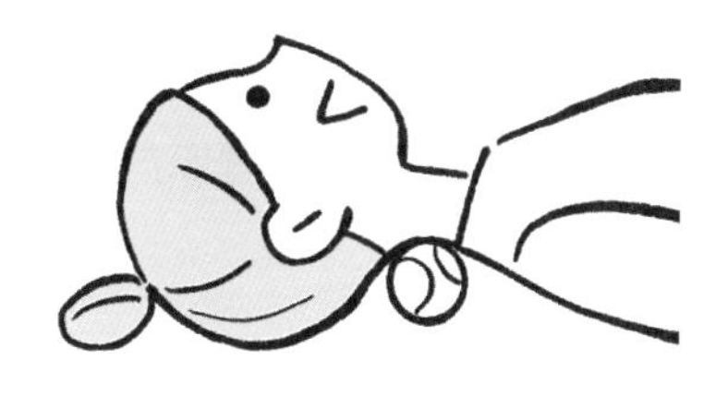

身體仰臥，把網球放在脖子根部緩緩施壓。每次10秒，脖子附近也一起按摩加壓。

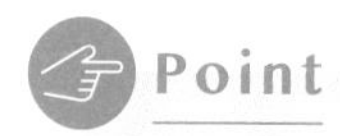

耳下、肩胛骨周邊、手臂根部到鎖骨下方，也可以用同樣方式進行按摩。試著找出施壓時感覺舒服的點，然後持續加壓。若感到疼痛，請使用比網球軟一點的球，注意不要壓迫到脖子前側。

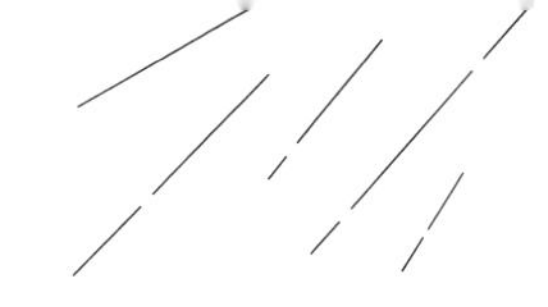

2 下顎伸展操

讓下顎全面獲得伸展。如同包覆住下顎般，用雙手捧著臉頰往上抬，是不會感到疼痛的簡易伸展操。這麼做不僅可以舒緩雨天倦怠症狀，也有改善雙下巴的美容效果。

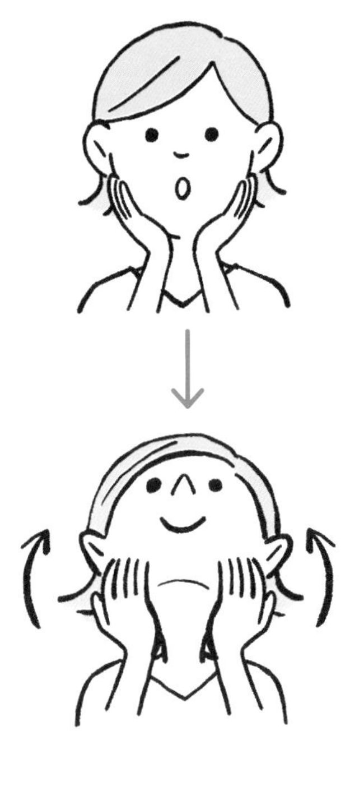

臉看向前方，如圖示般用雙手捧著臉頰。

兩手緩緩將下顎往正上方抬，停留10秒後往右移動，然後再往左移動，伸展脖子兩側的肌肉。

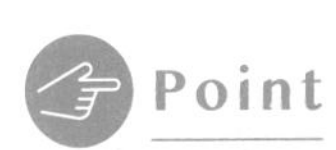

伸展的時候，請留意不要整個頭部往後仰，而是輕輕「抬起」下顎的感覺，直到感覺舒服的程度就停止。請勿過度用力往上抬。

3 頸部後方及側邊的伸展操

將一手放在頭上，利用手部的重量伸展頭部延伸至頸後（頸部側邊）的肌肉。進行這個動作時手不要出力，不過度勉強伸展，下壓至舒服的程度即可。

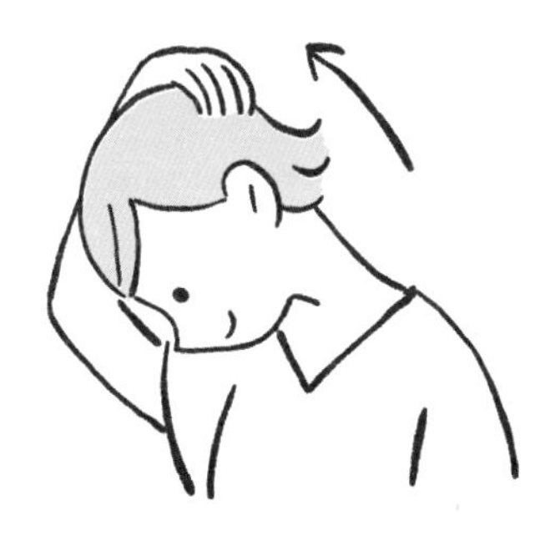

❷ 保持①的狀態讓脖子向右前方前傾，伸展脖子後側。另一側也進行相同動作。

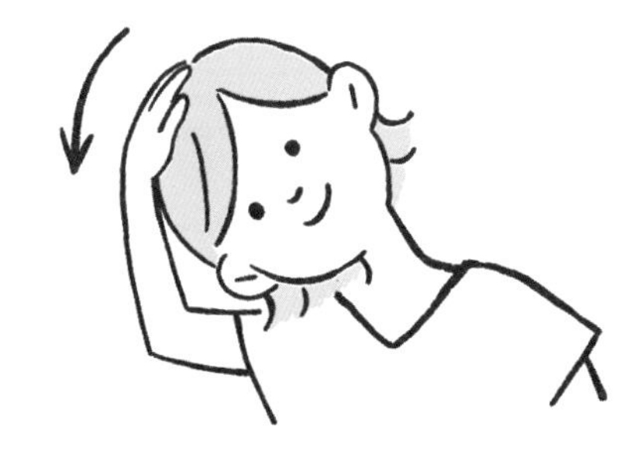

❶ 右手放在頭的左側，讓頭慢慢往右彎，利用手部重量伸展脖子側邊，注意手不要出力。

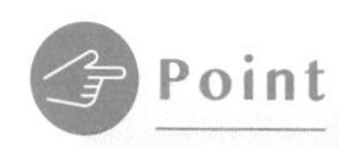

進行伸展時，需留意不能出現疼痛或發麻的感覺。伸展時的祕訣在於收下巴並吐氣。當感覺到伸展時，請停留約30秒～1分鐘。

4 讓肩頸肌肉重複緊縮及放鬆動作來獲得舒緩

讓脖子到肩膀的肌肉在收縮後放鬆，重複幾次之後，就能舒緩肌肉的緊繃狀態。收縮時，可以鍛鍊脖子到肩膀的肌肉，也能更安定地支撐頭部。

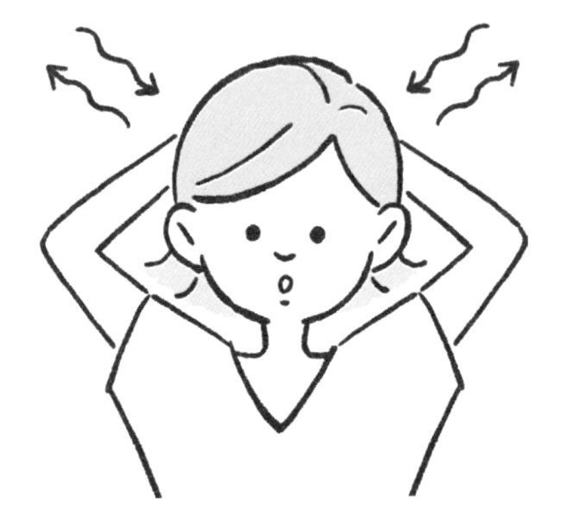

❶ 雙手放在頭部後方，頭部往手的方向壓，並維持不動。之後將手放在頭部前方，進行相同動作。

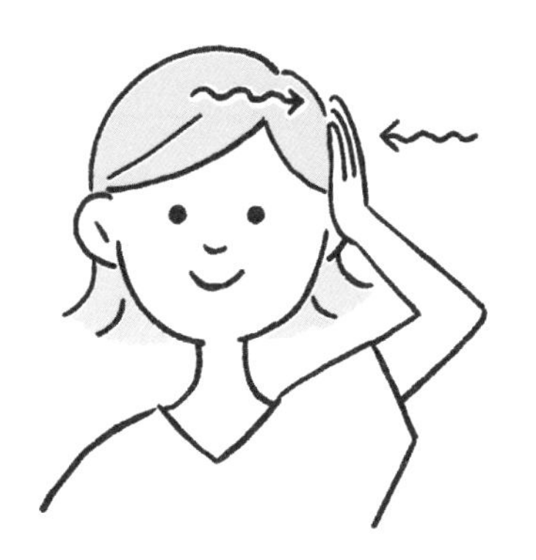

❷ 將一隻手放在臉部側邊，用①的方式施力。再將手移到臉頰上施力，但頭部要維持不動。另一側也進行相同動作。

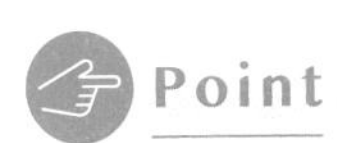

請以每天能夠輕鬆持續的強度來進行鍛鍊，避免出現疼痛或發麻的狀況。持續鍛鍊1週之後，可以逐漸加強力道。

練習雨天倦怠族伸展操的注意事項

- 伸展時要時時留意基本姿勢。請勿駝背，收下巴挺直身體。另外，嘴巴需微張，讓身體呈放鬆狀態最佳。

- 注意不要憋氣。伸展時請緩慢呼吸，放鬆身體。

- 基本上按照1→2→3→4的順序進行。如果時間不夠充裕，只練習其中一種也可以。請配合自己的身體狀況及時間來練習，讓伸展操成為日常生活的習慣。

- 最佳的練習時間是剛洗完澡時。這時候的血液循環變好，身體肌肉也較放鬆，更容易進行伸展。

- 若發生疼痛或不適，請降低伸展強度或停止動作，千萬不要勉強練習。

- 若出現暈眩或嘔吐感，請避免進行有活動頭部的伸展操。

- 想要改善雨天倦怠的症狀，每天持續練習伸展是非常重要的。每日1～3次即可，不需每次都完成1～4的動作，請選擇自己可以做到的動作持續練習。

為了平衡自律神經、改善血液循環

平常就要多運動

養成練習「雨天倦怠族毛巾操及伸展操」的習慣，可以改善肩頸血液循環，是預防雨天倦怠症狀的重要對策。除此之外，日常生活中也要多多活動身體。

當脖子開始僵硬或是又出現頭痛症狀，往往就會懶得活動身體。然而**適度運動不僅能改善血液循環，還能有效平衡自律神經**。關鍵就在於從事「輕度運動」。

激烈的運動會讓心跳變快、呼吸變淺，造成交感神經過度亢奮的反效果。在此推薦的是**「緩慢且長時間」進行的運動**，像走路這種運動，就不會對身體造成太大負擔。

早上起床後，在晨光下走路約30分鐘，就能有效平衡自律神經。這是因為當日光照射人體，睡眠中較活躍的副交感神經會自動切換為交感神經。此外，走路能促進血液循環，讓身體逐漸變暖，順利切換為活動模式。

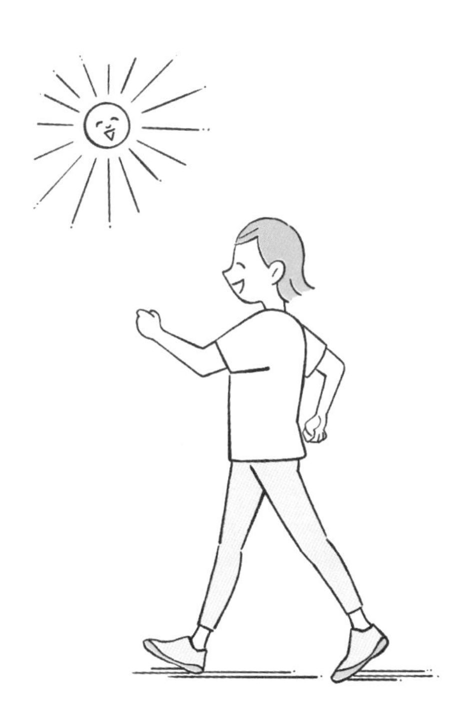

不過走路一樣要有技巧，**若是駝背還拖著腳走，就完全得不到效果。**請保持背部挺直，以正確姿勢有節奏地行走。

不只走路，只要不是太激烈就能提升肌肉量的運動都可以。**游泳也很推薦，在比體溫低的冷水中活動身體，可以讓代謝慢慢變好。**光是在水中走路也有很好的效果，因此膝蓋或腰部疼痛的人，請嘗試在水中行走，對腿部和腰部較沒有負擔。

＼ 還有還有！有效平衡自律神經的運動 ／

深蹲

深蹲是有效鍛鍊下半身全部肌肉的運動。若要平衡自律神經，下半身肌肉也很重要。肌肉量增加，身體就有力氣足夠的幫浦，可以將血液從下半身打回上半身，從而促進全身血液循環。

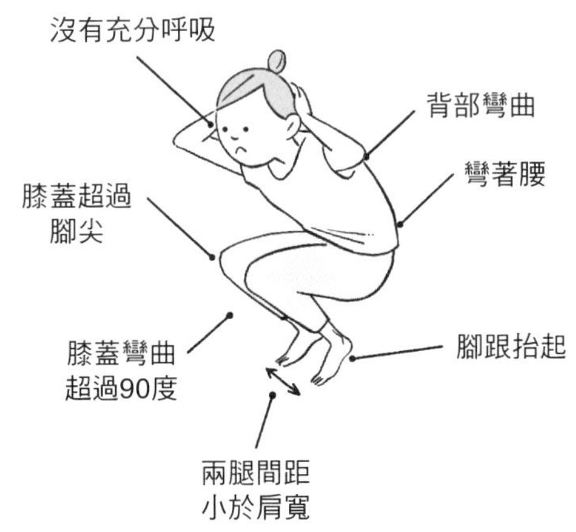

錯誤姿勢

重心前傾、腳跟抬起是錯誤的。前傾姿勢無法正確鍛鍊下半身。此外，膝蓋彎曲過度也可能導致向後倒，請特別留意。

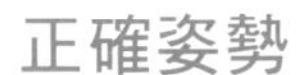

背部挺直，臀部往後，膝蓋慢慢下彎。注意膝蓋彎曲勿超過90度，膝蓋的位置也不要超過腳尖。

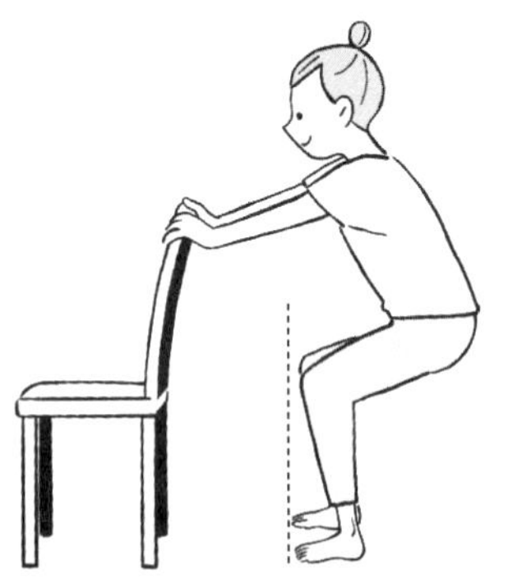

目標為1組10次，每天做3組。

踮腳尖

小腿被稱為人體的「第二心臟」，負責把心臟輸送至下半身的血液再回送至心臟。也就是說，小腿肌肉對改善血液循環不可或缺，而鍛鍊小腿最簡單的方法，就是「踮腳尖」。

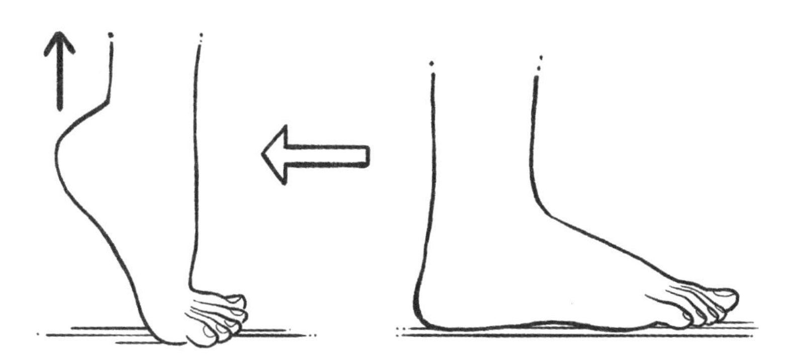

站立時，抬起腳跟再放下，重複踮腳尖的動作。也可以坐著把包包放在膝蓋上，抬起腳跟再放下。

1組30次，每天做3組，以此為目標。

注意事項

腳尖用力，想像用大拇趾站立。若用小趾一側站立，小腿肌肉無法施力就得不到效果。做的時間不用太長，每天都做最好。

這些時候都能練……

- 在廚房做菜時
- 等車時
- 等紅綠燈時
- 坐辦公桌工作時

減輕雨天倦怠症狀

轉啊轉耳朵按摩操
&
雨天倦怠族毛巾操

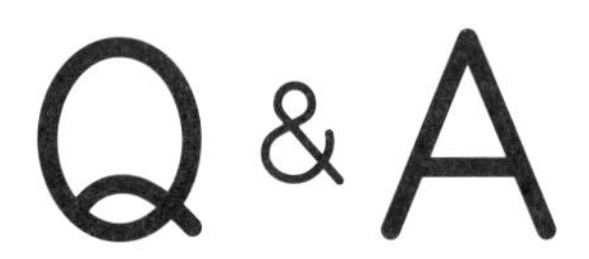

Q **轉啊轉耳朵按摩操要做多久才有效果？**

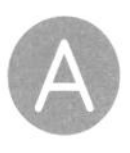

效果出現所需時間因人而異，至少請持續2週～1個月。當然，效果出現後也請務必持續練習。

Q **做伸展時會痛，**
要忍耐比較好嗎？

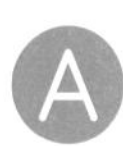

當出現疼痛感或麻痺感時，請絕對不要勉強自己。疼痛會使肌肉緊繃，反而會出現反效果。不管是做雨天倦怠族毛巾操或是伸展操，基本上都是做到身體感覺舒服的程度即可。

頭痛或暈眩嚴重時，
可以做轉啊轉耳朵按摩操嗎？

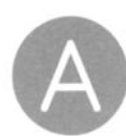

頭痛時做轉啊轉耳朵按摩操也很有效，可改善血液循環，進而緩解頭痛。但血液循環過快也可能引發暈眩，按摩時請留意身體狀況，適度進行。

身體不舒服到什麼都做不了時，
有什麼改善對策嗎？

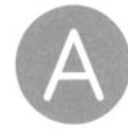

建議做不須運動身體的「耳朵溫敷法」與「穴道按壓」。不過，若能事先採取預防對策最好。當雨天倦怠症狀出現徵兆時，頸部或背部疼痛的人可以做雨天倦怠族毛巾操及伸展操；頭痛或耳鳴的人，請務必做轉啊轉耳朵按摩操。

放鬆脖子肌肉使用的球，
一定要網球嗎？

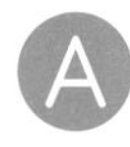

若覺得網球太硬會疼痛，可以將毛巾打結成球狀，或用較軟的球來進行。等身體適應之後，就可以逐步使用網球，再換成高爾夫球。使用更小、更硬的球，可以更有效地刺激深層肌肉。

「雨天倦怠族」病歷⑤

一下雨頭就痛到要躺著休息
做毛巾操得以緩解

正值壯年的川瀨葵小姐（化名·37歲），近來深受慢性頭痛困擾，只要一變天，頭痛就會變嚴重。她相信「這一定是雨天倦怠症狀」，於是來到我的門診。

仔細聽完川瀨小姐的狀況，原來她的工作是電腦相關的工程師，一整天都面對著電腦工作。長期下來造成駝背，頸部、肩部到背部都僵硬緊繃，頭像是被緊緊箍住那樣地疼痛，很可能是因為緊張型頭痛發作的緣故。

由於川瀨小姐工作忙碌，我建議她先嘗試在家就能做的雨天倦怠族毛巾操。一開始她連肩膀都不太能動，我請她試著調整強度，並且每天持續練習。

1個月之後，她的肩膀變得可以輕鬆活動，就算是下雨前一天也不再頭痛。由於肩頸同時變得輕鬆，雨天臥床不起的情況也幾乎不再復發。

川瀨小姐現在的目標是完全脫離雨天倦怠族，目前也開始使用網球做伸展操。

第4章

減輕雨天倦怠族症狀的「藥物選擇・服用方式」

雨天倦怠日誌幫你找出正確的服藥時機

了解自己的模式並採取對策

到目前為止，我們介紹了轉啊轉耳朵按摩操以及雨天倦怠族毛巾操等自我保健方法。藉由促進耳朵、頸部及背部的血液循環，許多人的雨天倦怠症狀都因此獲得了改善，不必再依賴藥物。**重要的是，即使症狀減輕了，這些方法也要持續做下去。**然而，有些疼痛不易根除，需要特別針對自身疼痛的規律來採取因應對策。本章將進一步討論**「如何跟自己的疼痛相處」**，特別是關於藥物的服用。

說到這裡，大家的雨天倦怠症狀通常是在什麼時候出現呢？不用說，當然是「下雨之前」。但請再更具體地回想一下，是下雨的1小時前？1天前？還是3天前？答案因人而異，有些人甚至是「超敏感雨天倦怠族」，在颱風距離還很遠的時候，身體就有所感應開始頭痛。在下雨多久之前開始頭痛？暈眩又是如何表現？什麼季節會更嚴重？……雖然每個人的症狀和發作的時間點各有不同，但你應該能找出自己特有的規律。只要能掌握這個規律，今後就能有效預防。

了解自己的症狀模式，並預測天氣及氣壓的變化，就能預防雨天倦怠症狀。下方圖表是對雨天倦怠族進行問卷調查的實際結果。針對「平時會預防雨天倦怠症狀出現嗎？」這個問題，約一半的人回答「會事先查看天氣預報」。

這樣一來，**只要了解天氣及氣壓變化與自身症狀的關聯，就能知道何時要服用藥物。**此外，掌握需要服用的藥物種類、生活習慣是否需要調整等等，日常的健康管理也將變得更容易。也就是說，了解疼痛的規律可以緩解不安，進而改善症狀。

○ 雨天倦怠症狀的預防方法

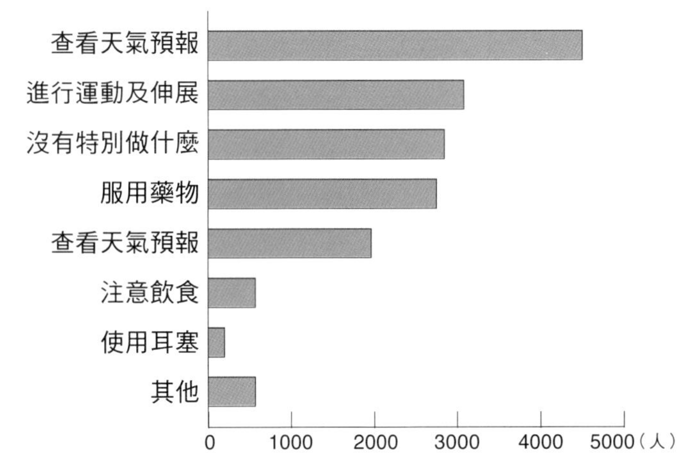

出處：「天氣病調查2020」樂敦製藥・Weathernews氣象預報公司

選擇適合自己的藥物很重要

想預防頭痛等雨天倦怠症狀，或者症狀已經出現時，你都吃什麼藥呢？最有效且安心的藥物當然是醫師處方藥，不過**最重要的還是「在對的時間吃有效的藥」**。

我開給患者服用的大多是暈眩藥，因為**雨天倦怠族的疼痛與內耳不平衡有關，而暈眩藥是最適合治療內耳不平衡的藥物**。雨天倦怠症狀出現的機制，是氣壓的改變讓內耳這個氣壓偵測器過度反應，導致擾亂了大腦的訊息傳遞。自律神經負責在無意識狀態下控制血管及內臟，當其中的交感神經過度亢奮，就會引發原本就有的頭痛問題，導致暈眩、疲倦，甚至造成情緒低落。例如，暈車時會感覺不適，出現想吐、頭痛等症狀，這跟雨天倦怠族的症狀類似，同樣都是因為內耳急遽不平衡所造成的。不過，市售暈車藥依成分及症狀不同，效果也不一樣，購買時務必向藥師諮詢。

疼痛出現後該怎麼辦？針對「雨天倦怠症狀嚴重時的對策」這個問題，下方圖表顯示了雨天倦怠族的回答。選擇服用藥物的人占了多數，而約有3成的人只是一直忍耐。儘管有些人不想吃藥，但**適當地服用藥物是有效的方法**。

那麼，如何知道什麼藥物對自己的症狀有效，又該在什麼時候吃呢？前面提到的暈眩藥只對內耳有作用，因此副作用較少。暈車藥雖然容易取得，但成分各異，效果不盡相同，因此不推薦使用。最好的方式還是諮詢醫師，請醫師開立中藥或止痛藥等，依據個人症狀來調整。

○雨天倦怠症狀嚴重時的對策

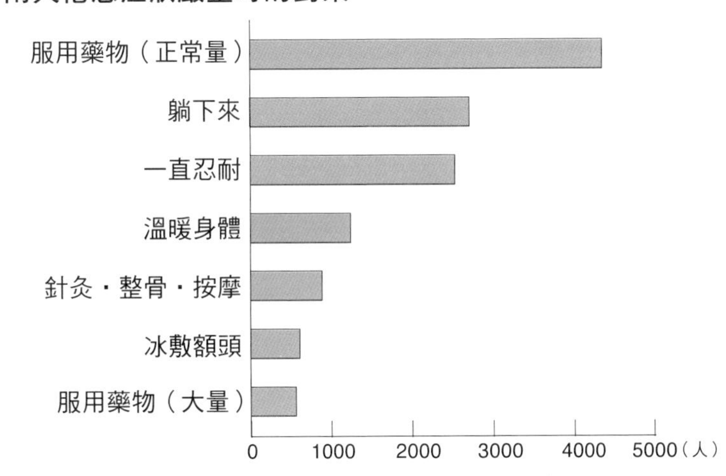

出處：「天氣病調查2020」樂敦製藥・Weathernews氣象預報公司

雨天雷達一響，就吃「暈眩藥」

內耳敏感是雨天倦怠族的特徵，可以察覺其他人感受不到的微妙氣壓變化，導致身體出現頭痛、暈眩、噁心等症狀，最終引發疼痛。正因為症狀都是在天氣或氣壓發生變化時出現，因此**可以利用這種雨天倦怠雷達，一旦有反應，就是服用藥物的好時機**。

例如，當你察覺天氣或氣壓的變化時，常見的徵兆表現有「身體痠軟無力」、「頭跟脖子變得很重」等等，這時請立即服用暈眩藥。**一有徵兆馬上服藥，就能有效抑制隨後疼痛的發生**。一開始想要掌握正確的時間點或許有困難，但體驗幾次之後，就能逐漸掌握身體反應的規律。

查看天氣預報，了解氣壓變化，當身體的雨天倦怠雷達一響就吃暈眩藥。只要養成這些習慣，症狀即將發作的不安感一定能減輕許多。

臨床研究也已經證實，**當徵兆一出現立即服用暈眩藥**，就能抑制後續一連串的反應。

在天氣變差或是氣壓改變時，有些雨天倦怠症患者的偏頭痛就會加劇。下圖呈現的是他們在頭痛或暈眩徵兆一出現時，就服用暈眩藥的效果。

左圖顯示預防頭痛發作的效果，合計約有86％的人覺得有效及稍微有效。

右圖則是關於疼痛是否有所減輕，結果有74％的人表示疼痛程度有減輕。

從調查結果來看，可以說**暈眩藥的功效已獲得了證實**。

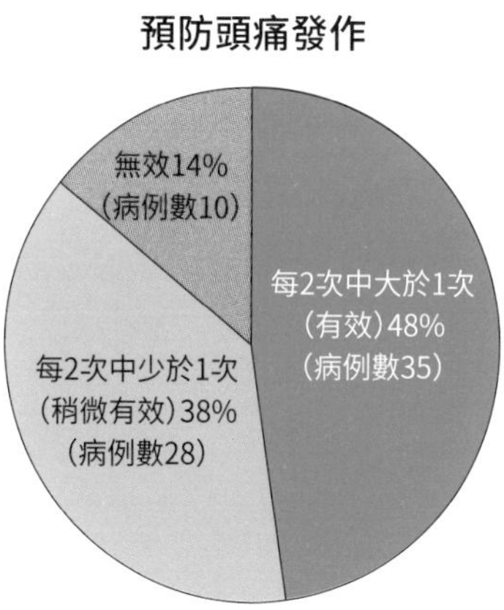

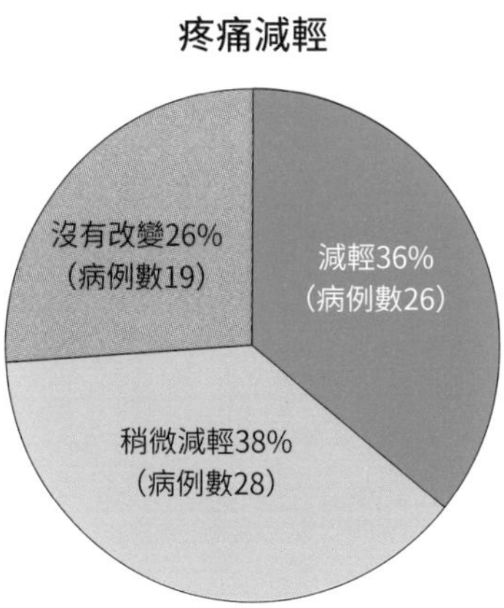

預防頭痛發作

每2次中大於1次（有效）48%（病例數35）
每2次中少於1次（稍微有效）38%（病例數28）
無效14%（病例數10）

疼痛減輕

減輕36%（病例數26）
稍微減輕38%（病例數28）
沒有改變26%（病例數19）

出處：郭泰植，日本頭痛學會誌43：358-362, 2017 (n=73)

暈眩藥

幫助緩解內耳腫脹

介紹完對雨天倦怠族有效的暈眩藥，接下來就為大家詳細說明「為什麼有效」。

前面提到暈眩藥可以預防內耳失衡，還能改善與內耳敏感相關的「腫脹」。這類藥物有助於促進內耳的淋巴液及血液循環，從而預防腫脹，並降低內耳敏感的程度。也就是說，**讓雨天倦怠族的內耳在某種程度上變得遲鈍，承受氣壓變化的能力就更大。**

此外，暈眩藥還有抑制前庭神經亢奮的作用。連結腦部的前庭神經一旦亢奮，大腦就會傳達訊號刺激交感神經。若能抑制前庭神經亢奮，也就能抑制交感神經。藉由**這2種作用——消除內耳腫脹及抑制前庭神經，就能控制「察覺氣壓變化↓引發雨天倦怠症狀」的一連串反應。**不過，藥物也不是永遠有效。就算是同一人，根據身體狀況及症狀不同，藥物的效果也可能不一樣，這一點請大家留意。

之所以會發現「腫脹」與內耳的敏感有關，是因為梅尼爾氏症患者的關係。梅尼爾氏症屬於內耳疾病的一種。

梅尼爾氏症會出現4種主要症狀：「眼前天旋地轉」、「聽力下降」、「耳鳴」、「耳悶」。這種疾病是由法國醫師普羅斯沛・梅尼爾（Prosper Ménière）所發現，故命名為梅尼爾氏症。長期以來其病因不明，但**現在認為是內耳循環不佳，導致淋巴液積聚和腫脹所引起的**。由於內耳經常處於腫脹狀態，些微的氣壓變化或姿勢改變，就會讓腫脹的內耳出現異常震動，刺激神經細胞，進而引發症狀。

雨天倦怠症與梅尼爾氏症的共同點，在於**造成內耳敏感的「腫脹」**。許多雨天倦怠症患者也被診斷為梅尼爾氏症。即使症狀不及梅尼爾氏症嚴重，但我們認為許多雨天倦怠族也有淋巴水腫導致內耳敏感的問題。

還有「止痛藥」、「暈車藥」

雨天倦怠族的最佳隊友

對雨天倦怠族來說，對抗頭痛及暈眩就是日常。若要預防疼痛或是緊急緩解症狀，建議適當服用藥物。再強調一次，重要的是「在對的時間吃有效的藥」。

若想治療疼痛，有效的藥物除了暈眩藥，還有止痛藥及暈車藥等。不過請大家留意，即使吃藥有效，**1個月裡多達10～15天都吃藥也不行。**藥物服用過度會讓大腦持續興奮，結果**導致頭痛及暈眩惡化，造成「藥物過度使用性頭痛」，嚴重的話，還可能演變成「腦過敏症候群」**。

對於市售的止痛藥，有些人可能習慣在家裡大量儲備，結果造成用藥過量，所以請準備需要的量就好。此外，由於市售暈車藥的成分各不相同，建議還是服用醫師開立的處方藥。如果是孕婦，或是有高血壓、糖尿病、高膽固醇血症（Hypercholesterolemia）等慢性疾病的人，應聽從主治醫師的建議再服藥。

如同P119的調查結果，與其只是一直忍耐，積極服藥更能有效解決疼痛問題。由於疼痛一旦開始就難以消失，因此關鍵在於服用止痛藥等藥物的時間點，一定要搶在疼痛出現之前或剛出現時立刻服用。若是忍耐一段時間才吃，不僅藥效減弱，導致疼痛持續，結果只好增加用藥量，形成惡性循環。

為了避免這種情況，有人可能會問：「該怎麼做才好？」**為了用最少的藥物獲得最大的效果，建議可以用「雨天倦怠日誌」來記錄。**這麼做不僅有助於早日脫離雨天倦怠族，還能找出適合自己的藥物以及服藥的最佳時機點（關於雨天倦怠日誌的詳細解說，請參見P129～133）。

疼痛不要忍，馬上吃藥就對了！

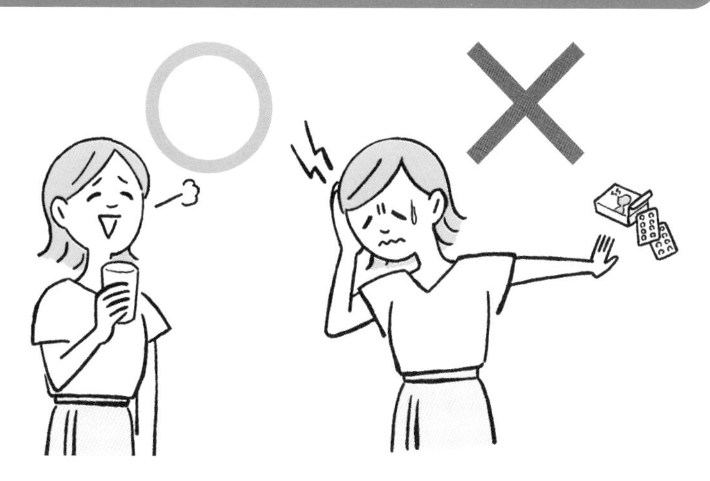

「中藥」也很推薦

我經常依據雨天倦怠族的體質與症狀，加以綜合判斷來開立中藥，透過**中藥與西藥併用，可減少止痛藥的用量**。

特別是五苓散具有消除內耳腫脹的功效，適用於有噁心感、嘔吐、暈眩、頭痛等症狀。

中藥效果因人而異，如果效果不錯，也可以只服用中藥。

不過，許多醫療院所及醫師並不會開立中藥，這時可以服用市售的非處方中藥，但購買時請務必諮詢熟悉中藥的藥劑師。光靠自己判斷來選擇中藥很難，**如果不根據自身症狀仔細挑選，很難獲得充分的效果**。另外請大家記得，症狀改變或季節不同時，也要更換中藥。例如，夏天選擇消除水腫的藥方，冬天則選擇祛寒的藥方，建議一定要向專業人士諮詢後再服用。選購時，請告知藥劑師自己每逢下雨身體就會不適。

抑肝散

抑制神經亢奮，具放鬆肌肉效果。可放鬆身心，改善失眠。

五苓散

中醫講究「氣血水」，可改善「水」停滯聚積問題，治療水腫、暈眩、頭痛、噁心感、嘔吐、腹瀉等症狀。

柴苓湯

混合五苓散以及小柴胡湯（適應肝炎、胃炎、感冒等）的處方，具消炎作用。

半夏白朮天麻湯

改善體內水液代謝，有排溼效果，適用於暈眩、頭痛、噁心感、嘔吐、手腳冰冷等症狀。

當歸四逆加吳茱萸生薑湯

增強血液循環，溫暖身體，緩解手腳冰冷造成的疼痛，常用於治療凍傷或血液循環不良造成的頭痛、下腹部疼痛、腰痛等。

每個人的最佳服藥時機都不同

雨天倦怠症狀何時出現？有人是下雨前2小時，也有人在3天前!?

前面提過，同樣是雨天倦怠族，症狀出現的時間及頻率卻因人而異。根據一項民間企業調查結果，雨天倦怠症狀「每週平均出現2.2日」，而關於雨天倦怠症狀出現的時間點，有人是在下雨前2個小時，也有人是3天之前，完全不同。

我建議的最佳用藥時機，就是在症狀即將出現但尚未開始時。想要掌握這個時間點，就必須寫雨天倦怠日誌。只要開始記錄，就能觀察症狀發生的規律。我都會讓患者寫雨天倦怠日誌，許多認真記錄的人都說症狀發生的規律變得具體可見，症狀也因此獲得顯著改善。

○ 一週內出現雨天倦怠症狀的天數

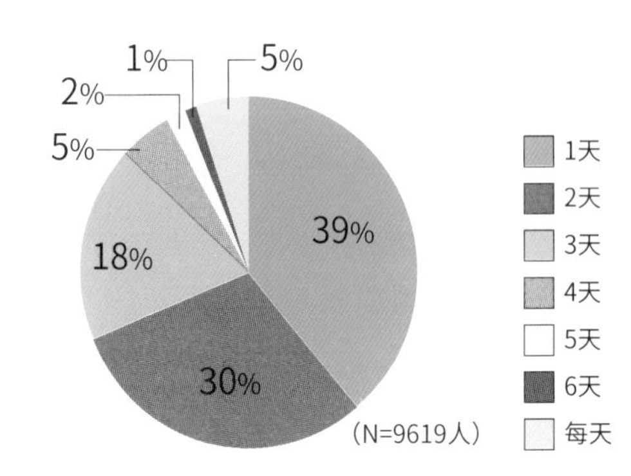

出處：「天氣病調查2020」樂敦製藥・Weathernews氣象預報公司

知道何時服藥最好

什麼是「雨天倦怠日誌*」？

想要客觀掌握雨天倦怠症狀，就不能不寫「雨天倦怠日誌」。透過持續記錄，有助於客觀地觀察身體變化的節奏，進而有效掌握服藥的時機。

至於日誌要記錄多久，基本上以1個月為原則。因為1個月的時間長度不僅足夠了解雨天倦怠症狀出現的模式，也能完整經歷各種天氣變化。

在寫日誌期間，請記錄下天氣情況、身體狀態，以及頭痛等症狀如何出現。關鍵是不僅在身體明顯不適時記下來，**還要記錄「症狀好像快發作，等一下應該就會開始不舒服」的時間點。**通常在身體或情緒出現變化之前，身體都會有一些徵兆，像是「不知為何突然好想睡，一直打哈欠」，千萬不要忽略這類微小的症狀及變化。

*編注：掃碼免費下載「雨天倦怠日誌」PDF。

「雨天倦怠日誌」告訴我們的事

現在就來寫雨天倦怠日記！目前的格式是我多次改良後的版本，可以影印P132～133的表格，或掃描QR CODE下載列印，以1個月為目標來記錄。

1 預先填寫的欄位

A 特別困擾的疼痛症狀

寫下當時的疼痛或慢性疼痛，也要把暈眩或失眠等狀況都寫進去。

B 一週天氣預報

事先查詢一週間的天氣預報，每週一開始就先寫好，方便掌握天氣。

2 每日填寫的欄位

C 實際天氣

詳細記錄一天中的天氣變化，例如：「早上陰天，下午2點下雨」。

D 氣壓（百帕，hPa，Hectopascal）

若能利用氣壓預報APP來填寫最好，不知道的話空著不寫也無妨。

E 疼痛部位

表格中有人形圖，請標記當天出現疼痛的部位，例如頭部或肩膀。

F 疼痛強度

最痛為「10」，不痛為「0」，請記錄當天的疼痛指數。

G 注意到的事

記錄當天的行動、身體變化、用藥等所有與「雨天倦怠」相關的細節，什麼時候做了轉啊轉耳朵按摩操及耳朵溫敷法，也請寫下來。

3 一週結束時填寫的欄位

回顧一整週的日誌，在備忘欄寫下注意到的事情。查看當天的行動、天氣、服用的藥物及對策等，確認疼痛發生了怎樣的變化，這樣漸漸就能歸納出疼痛何時出現，以及如何做才能緩解疼痛。

「雨天倦怠日誌」填寫範例

A 特別困擾的疼痛症狀

經常頭痛，嚴重時就吞市售頭痛藥。肩膀超僵硬。

（　）月（　）日～（　）月（　）日

	B	C	D	E	F	G
月／日（星期幾）	一週天氣預報	實際天氣	氣壓（hPa）	疼痛部位	疼痛強度	注意到的事
6/1（二）	晴時多雲	晴	上午 1012 傍晚 1015	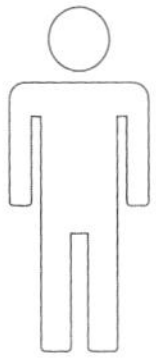	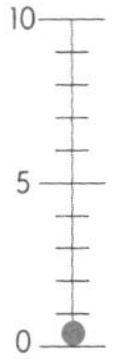 0	身體狀況不錯，所以散步比較久。
6/2（三）	雨	陰天偶雨	上午 1010 傍晚 1008	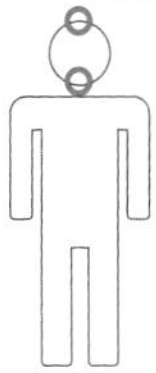	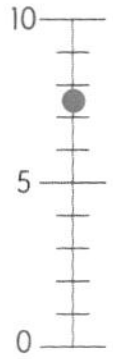	下雨之前就開始疼痛。
6/3（四）	晴	陰天後放晴	上午 1012 傍晚 1014	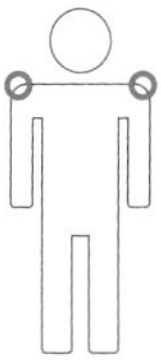	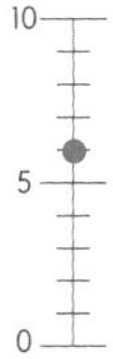	從早上開始就一直覺得肩膀僵硬。
6/4（五）	陰天偶雨	雨	上午 1008 傍晚 1005	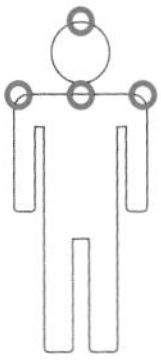	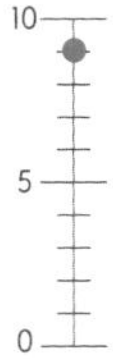	下雨，一整天都覺得無精打采。

A 特別困擾的疼痛症狀

（　）月（　）日～（　）月（　）日

	B	C	D	E	F	G
月／日（星期幾）	一週天氣預報	實際天氣	氣壓（hPa）	疼痛部位	疼痛強度	注意到的事
/（　）					10 5 0	
/（　）					10 5 0	
/（　）					10 5 0	

MEMO

請複印使用。

Week「雨天倦怠日誌」記錄表格

	B	C	D	E	F	G
月／日（星期幾）	一週天氣預報	實際天氣	氣壓（hPa）	疼痛部位	疼痛強度	注意到的事
/ （ ）					10 5 0	
/ （ ）					10 5 0	
/ （ ）					10 5 0	
/ （ ）					10 5 0	

預告氣壓變化

方便的APP也很推薦

除了寫「雨天倦怠日誌」，在日本生活的話，我也推薦大家使用**手機APP「Weathernews」裡面的「天氣病預報」（日文名稱：天気痛予報）**。對雨天倦怠族來說，這個APP對於採取預防措施很有幫助，可以事先做好症狀即將出現的心理及藥物準備。

我本身也參與這項研究開發，以至今為止的統計數據為基礎，針對雨天倦怠症狀容易發生的時間點，設計出提醒APP。透過分析實際收集到的使用者症狀報告及氣壓數據，將容易引發雨天倦怠症狀（天氣病）的氣壓變化模式指數化，並

天気痛が
危ない時
注意
警戒
スマホにお知らせ!
天気痛アラーム
▲這個APP也有提醒服務，可預測身體容易出現不適的危險時間點，透過手機提醒使用者。

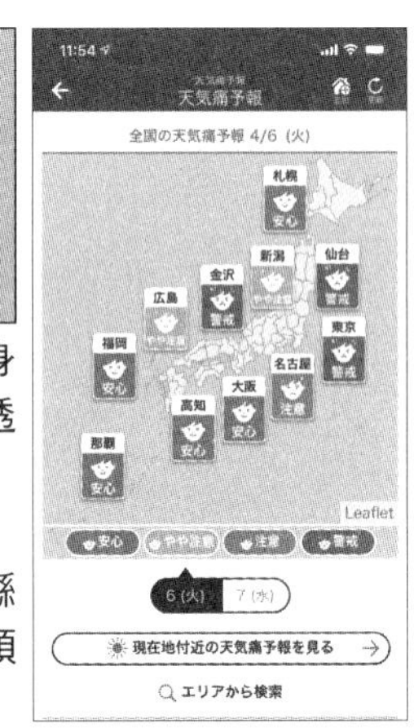

▶可從日本全國・地區別・都道府縣別查詢今明兩日預報的「天氣病預報地圖」。

計算出症狀發作的風險。

當然，大家可以利用本書或筆記本寫雨天倦怠日誌並隨身攜帶，但手機下載APP的好處，是隨時隨地都能輕鬆查看雨天倦怠症狀發作的風險及氣壓變化。推薦的APP具備以下功能：

①可以透過日本全國・地區別・都道府縣別的地圖，**確認目前哪個區域有風險**，並清楚顯示頭痛等症狀發作的風險指數。

②**提供服藥時機及過去症狀分析的便捷功能**，可根據使用者所在位置預報氣壓變化。

③就像一週天氣預報那樣，**可預告未來一週的雨天倦怠症發作風險。**

此外，還有在雨天倦怠症狀發作風險變高之前提醒的警示功能，也可以詳細輸入自身的症狀做記錄，使用起來非常簡單又方便。

預測身體何時不適

雨天倦怠日誌與APP的效果

有些雨天倦怠族可能已經開始寫日誌，**持續記錄1個月之後，應該就能漸漸看出自己的身體與天氣如何連動變化。**就算同樣是雨天倦怠族，有些人是天氣變差了才開始疼痛，有些人早在1～2天前就開始出現不適。**因為症狀完全不同，所以了解自己的模式非常重要。**

另外，我非常建議在日本居住的朋友，搭配使用前述能夠預告氣壓變化的手機APP，隨著慢慢熟悉APP的使用，更能理解自己身體狀況的變化規律。

○我的天氣病筆記

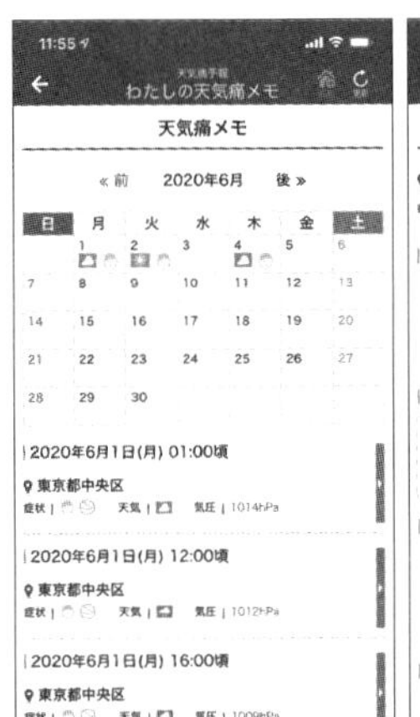

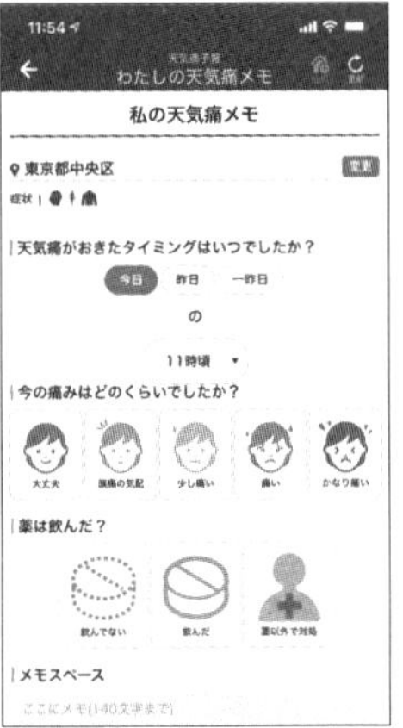

設定所在位置，輸入疼痛發生的時間、症狀、是否服藥等，APP就會連同當時的氣壓及天氣狀況完整記錄下來。可用每小時為單位記錄需要的資訊，也能按月在日曆上查看紀錄的內容。若能持續記錄，就能逐漸看出雨天倦怠症狀的傾向，並且掌握有效的因應對策。

一開始要寫日誌，又要熟悉手機ＡＰＰ，對許多人來說或許有些困難，不過請慢慢適應，試著搭配運用。

雨天倦怠日誌是**自己寫下的紀錄，對於管理健康狀況及分析變化很有幫助，記錄下來的內容也有助於回顧與覺察**。即使沒有智慧型手機，光是寫日誌就可以帶來很大的不同。

手機ＡＰＰ的好處，在於可提供較難自行收集的天氣及氣壓資訊，其中**我覺得特別棒的是提醒功能**。ＡＰＰ可以預測氣象變化可能引發頭痛或暈眩的時間，並於前一晚提醒，可說是劃時代的設計。

像這樣除了看醫生吃藥，再搭配其他預防方法，就能大幅改善雨天倦怠族的生活。只要能預測症狀可能出現的時間，就可以透過提早服藥或其他方法來應對，增強掌控身體狀況的自信，也會更清楚該如何與雨天倦怠症狀相處。

為了不讓身體過度依賴藥物

重要的是改變體質

本章說明了雨天倦怠日誌的重要性，以便掌握服用藥物的最佳時機。然而更重要的，其實是**打造出不過度依賴藥物的體質，也就是要改善體質**。對於孕期中或有慢性病的雨天倦怠族來說，改善體質更是重要。

那麼，該如何改善雨天倦怠族的體質呢？**對雨天倦怠族來說，「改善體質」的關鍵在於「維持自律神經平衡」**，因為「自律神經失調」就是引發雨天倦怠症狀的主要原因。前面提過，自律神經與壓力的關係密不可分，因此首先要做的，就是**保持良好的飲食與舒適的睡眠來平衡自律神經**，並盡量避免在日常生活中過度累積壓力。

要維持自律神經平衡，最基本的是「一日三餐」的規律飲食。許多人因為忙碌就省略早餐不吃，但吃早餐可促進交感神經活躍、提高體溫，對於啟動身體從事一整日的活動極為重要。此外，**貧血的人**容易受低氣壓影響，這時就必須為身體補充能量，**建議多攝取維生**

○ 雨天倦怠族的營養攝取建議

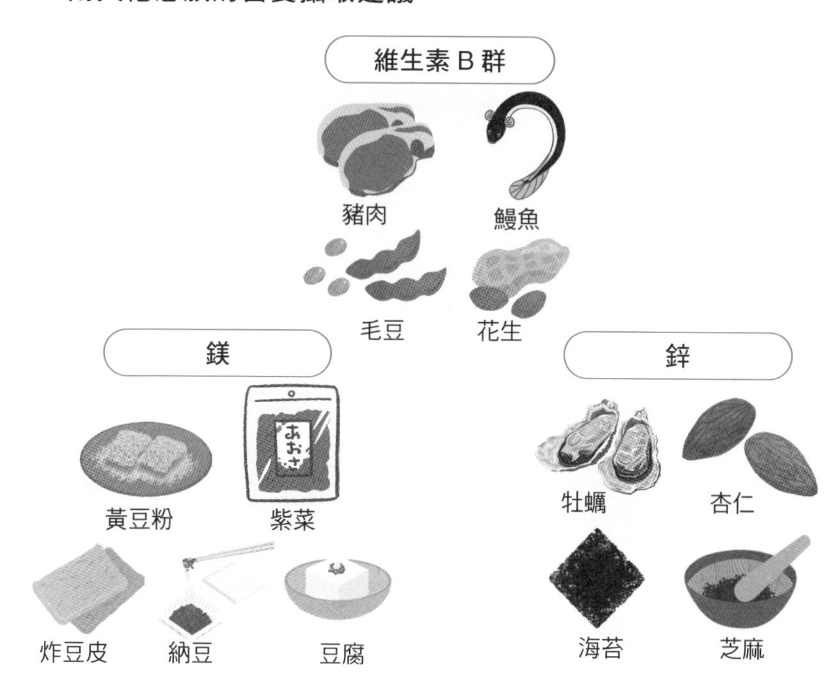

素B群，以促進神經細胞活動。

「內耳引起的暈眩」是雨天倦怠症的特色症狀，**補充鋅、維生素B_{12}及鎂可有效改善。**若無法從飲食中充分攝取，可以補充營養保健品。而優質蛋白質有助於肌肉合成，並預防手腳冰冷及水腫問題。

關於飲食部分，第6章將有詳細說明，歡迎大家參考，並重新審視日常的生活習慣。

無法服藥時怎麼辦？市售成藥也可以嗎？

～藥物相關Q&A～

Q 生理痛跟雨天倦怠症狀同時發生的話，要吃哪一種藥才好？

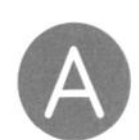

適用生理痛的止痛藥跟頭痛止痛藥的成分通常不同，大部分情況下同時服用不會有問題，但建議還是先向醫師或藥劑師諮詢。

Q 懷孕期間是不是不要吃藥比較好？

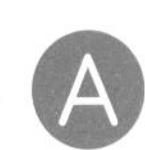

懷孕初期1～2個月應盡量避免服藥，但過後可以服用，不過請事先諮詢主治醫師。建議孕婦可以做「轉啊轉耳朵按摩操」、「耳朵溫敷法」、「雨天倦怠族毛巾操」，只做這些也能改善體質，請一定要嘗試看看。

Q 聽說長期吃藥就會沒有效果，是真的嗎？

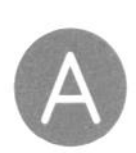

這是錯誤的。1週只吃1～2次止痛藥的話，長期服用下藥效並不會改變。但如果1個月有10～15天都在吃藥，就是用藥過度，要小心引發腦過敏症候群。

Q 有兒童可以安心服用的止痛藥嗎？

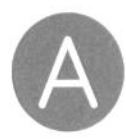

兒童也會出現雨天倦怠症狀，如果症狀嚴重，請前往小兒科就醫。藥物部分請選擇兒童用止痛藥。以乙醯胺酚（Acetaminophen）為主成分的藥物幾乎沒有副作用，兒童也可以安心服用。

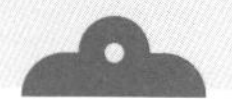

「雨天倦怠族」病歷⑥

“用雨天倦怠日誌與暈眩藥成功脫離雨天倦怠族”

遠藤愛美小姐（化名・23歲）在下雨之前，兩側太陽穴及頭頂部位就會劇烈疼痛，於是來到我的門診。以前她在別的醫療院所被診斷為偏頭痛，開始服用消炎鎮痛等藥物，但效果卻愈來愈差。在來我的門診之前，她已經試過5種不同的止痛藥。

我請遠藤小姐開始寫雨天倦怠日誌，結果她發現自己在下雨的前1天，就會出現暈眩及疲倦感。於是，我建議她在感覺到暈眩跡象時吃暈眩藥，頭痛好像快發作時才吃偏頭痛藥。

門診持續追蹤了大約半年時間，遠藤小姐藉由寫日誌以及做「轉啊轉耳朵按摩操」，用藥量慢慢減少了，雨天倦怠症狀也不再容易發作。

半年後，她笑著告訴我：「現在只要暈眩不出現，就不會頭痛了。頭痛次數減少，疼痛感也減輕了。」

從遠藤小姐的例子可以知道，掌握「症狀會在什麼時候、什麼狀況下出現」，對於預防雨天倦怠症狀非常重要。

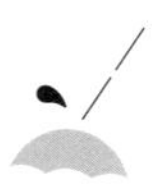

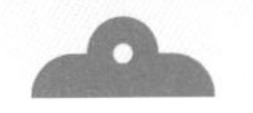

「雨天倦怠族」病歷⑦

暈眩藥與中藥併用
改善生活品質

深川義之先生（化名・52歲）在下雨的前一天，脖子就會開始抽痛，感覺雙臂無力而且頭暈，一旦下雨，症狀就變得更加嚴重。他在20幾歲時，因為頸椎（脖子部分的脊椎）壓迫性骨折，總共動了6次手術。

問診時，我判斷深川先生的疼痛指數很高，強烈疼痛造成的不安及憂鬱也是問題，這些症狀對他的生活造成很大的困擾。

深川先生表示「疼痛變嚴重的半天前，就會出現頭暈」，於是我請他在這個時間點服用暈眩藥，同時開立能幫助精神放鬆的中藥。

另外也讓他在物理治療師的指導下，持續做伸展運動以及肌肉訓練，並搭配使用日誌及APP，徹底掌握用藥的時機。1個月之後，深川先生的疼痛狀況明顯獲得改善，生活品質也大幅提升。

透過深川先生的例子，希望大家可以了解到，在有效的時間點吃有效的藥，同時透過自我保健改善體質，對於改善雨天倦怠症狀都是不可或缺的。

第 5 章

預防方法很簡單

不下雨也會發生的「暈車頭痛」、「起床暈眩」等症狀

就算不下雨也有頭痛等困擾

其實是氣壓變化造成的

「只要行駛上下坡很多和有隧道的高速公路，一定會頭痛跟暈眩。」

「當飛機起飛或是新幹線（高鐵）穿越隧道時，總是會嚴重耳鳴，然後再變成頭痛。」

「只要人待在大樓高樓層，就算是好天氣，也覺得身體疲倦、頭痛。」

就算沒下雨，還是會出現雨天倦怠症狀，應該不少雨天倦怠族都有這樣的經驗吧。**這些症狀的原因跟天氣和氣壓的變化有關**，但究竟是為什麼呢？

我曾經用有關節炎的小白鼠（實驗用小白鼠）及健康小白鼠做實驗，讓牠們一起進入可人為操控氣壓的空間，觀察氣壓下降是否會加劇疼痛，透過刺激有關節炎的腳，並計算抬腳次數來測量疼痛強度。實驗結果如左頁圖表所示，就算氣壓持續下降，健康小白鼠只抬了1次腳。反觀關節炎小白鼠，當氣壓下降時，抬腳次數增加4次到6次，顯示疼痛加劇。之後維持低氣壓的狀態約30分鐘，抬腳次數又回到原本狀態。換句話說，從中可以得知**「腳的疼痛並非低氣壓造成，而是氣壓的變化所引起」**。

同樣的實驗，另外以溫度變化來測試，就算氣溫下降，關節炎小白鼠也沒有立刻抬腳，表示其疼痛過了一段時間才慢慢變強。相對之下，**氣壓變化卻會快速增強疼痛。**此外，我們又以神經痛小白鼠做實驗，測試會造成疼痛的氣壓變化幅度，結果發現約5百帕（hPa）的日常氣壓下降，就會增加疼痛。

透過以上實驗可得知，疼痛會因「些微的氣壓變化而在短時間內加劇」。也就是說，當身處高樓層或是在高速公路上行駛時，人體也可能察覺到微妙的氣壓變化，導致雨天倦怠症狀瞬間出現。

○處於低氣壓及低溫時，關節炎小白鼠的疼痛變化

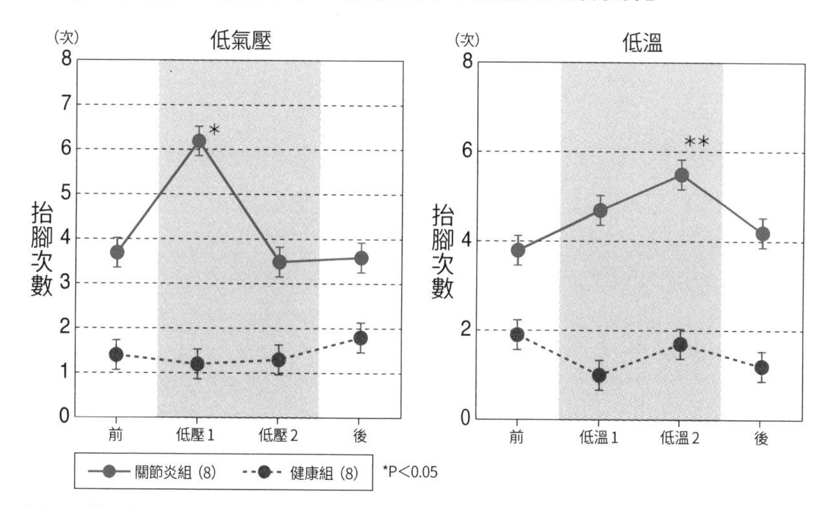

出處：改編自Sato J., et al: Neurosci Lett.354 : 46-49, 2004

此外，**不只是氣壓下降時疼痛會加劇，氣壓上升時也會。**

下方圖表是讓慢性疼痛患者進入可人為操控氣壓的房間所做的實驗結果。在氣壓下降時，慢性疼痛會惡化；當氣壓暫停下降，情況就稍微改善。但是當氣壓逐步回升時，疼痛又再次惡化。換言之，當氣壓上升、天氣好轉時，也可能出現雨天倦怠症狀。

困擾雨天倦怠族的禍首，正是「氣壓的變化」。

○ 氣壓變化時，慢性痛患者的疼痛變化

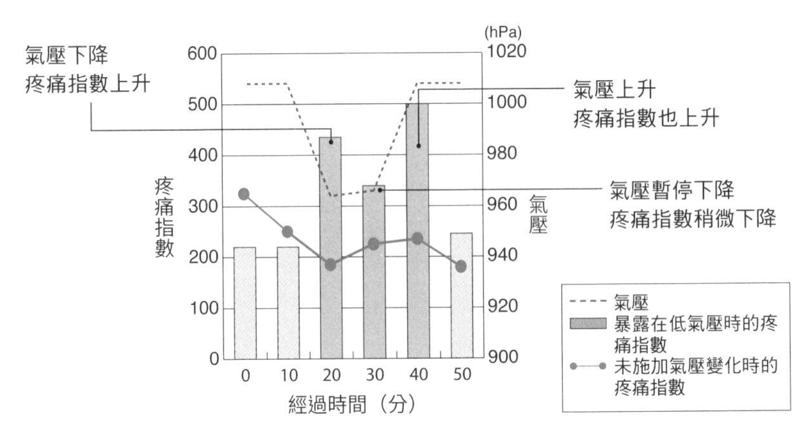

出處：改編自天氣變化與疼痛，Anethesia Network 15 (1) : 32-34, 2011

了解「氣壓變化的場景」就能預防

搭乘交通工具請注意！

我們已經知道，雨天倦怠族的氣壓偵測器比預想中更為敏感，可以察覺日常生活中微妙的氣壓變化。

其中許多人可能會想：「光是應付天氣變化就夠辛苦了，到底該怎麼做才好？」不用擔心，只要**事先記住「容易發生氣壓變化的場景」**就行了！

建築物等的高低差，還有高速交通工具，都潛藏著各式各樣的氣壓差異，需要特別注意。會暈車的人不只是對搖晃及速度敏感，事實上也有人是因為氣壓變化而出現不適。

因此，**在搭乘高速交通工具之前，記得採取因應對策，例如事先服用暈眩藥等。**也可以在事前做「轉啊轉耳朵按摩操」（做法請參見P77～79）或刺激內關穴（做法請參見P86～87）。光是這樣，因為搭乘交通工具而出現的雨天倦怠症狀，像是頭痛、暈眩等，就能輕鬆加以預防。

交通篇①

列車通過隧道時引發的症狀 從座位選擇及乘坐前準備就能預防

新幹線及高鐵對於交通工具倦怠族（雨天倦怠族）來說相當危險，其中隧道的問題尤其大，因為**當車廂高速進入隧道時會產生高壓**。根據物理法則，後方車廂的氣壓會急遽下降，**這種情況造成的氣壓差，最大可達30百帕（hPa）**，數值相當於小型颱風。

附帶一提，受氣壓變化影響較小的，是位於整座列車中間的車廂。乘車之前吃暈眩藥也有效，但雨天倦怠族請盡量選擇中間附近的車廂。

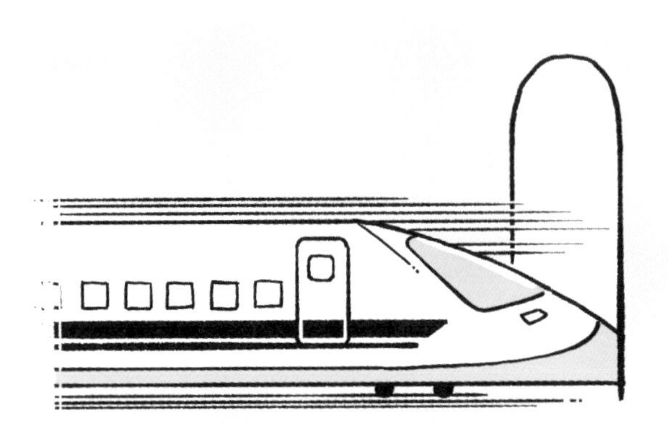

交通篇②

留意飛機起飛及降落時的氣壓變化 建議事先服藥應對

對交通工具倦怠族來說，最具挑戰性的就是飛機。因為飛機起飛及降落時，都會產生氣壓差。

通常飛機在1萬公尺高空飛行時，氣壓約為0.2，機艙內的氣壓則由人工控制保持穩定，與飛機外的氣壓不同。那麼，為什麼飛機起飛及降落時，會產生氣壓差呢？

事實上，在地面與高空的機艙內存在0.25的氣壓差。因為若機艙內氣壓跟在地面上的氣壓一樣都是1的話，機內與機外的氣壓差異過大，所產生的巨大壓力會讓機身無法負荷。因此當飛機在高空時，機艙內的氣壓會調整為0.75。

當飛機起飛及降落時，人體必須經歷不同氣壓變化，對於內耳敏感的雨天倦怠族來說，就可能會出現類似搭乘交通工具暈車的症狀，像是頭痛、耳鳴等。若需要搭乘飛機，在起飛之前服用暈車藥或中藥是有效的因應方法之一。

住在高樓層的人……

雨天倦怠症狀可能會更嚴重!?

建築物的高低差也會產生氣壓變化。**就算是僅僅5百帕的氣壓差異，雨天倦怠族也能察覺到，所以一定要留意高低差。**

首先，高低不同會引起多大的氣壓變化呢？氣壓每10公尺會有1百帕的變化，高度20公尺處會下降2百帕，30公尺處則下降3百帕。如果住在高樓的30樓，會是如何呢？

通常一層樓高度約為4公尺，30樓的高度約距地面120公尺，也就是說會產生12百帕的氣壓變化。

若搭乘高速電梯上下往返，將會對雨天倦怠族的身體造成極大負擔。**電梯的上樓下樓就跟飛機的起飛降落一樣，會對耳朵造成影響。**實際上，的確有不少雨天倦怠族（或許該稱為高樓倦怠族）因為搬進高層大樓而出現不適。

再舉個例子，如果每天都必須搭乘地下5樓深的地鐵，前往位於20樓的公司上班，結果會如何呢？這就等於一天當中身體會多次歷經氣壓改變。

如果你的生活型態如此，又或者住在高樓層，如果有類似的症狀出現，可以合理懷疑自己可能是「高樓倦怠族」。

如果是氣壓變化造成的疲倦，應對方法有很多。例如，搭電梯之前先做「轉啊轉耳朵按摩操」，或是平時就養成做雨天倦怠族毛巾操的習慣。住在高樓層的人可以考慮搬到低樓層，搭地鐵上班的人可以改變通勤方式。只要知道原因，很快就能找到對策。

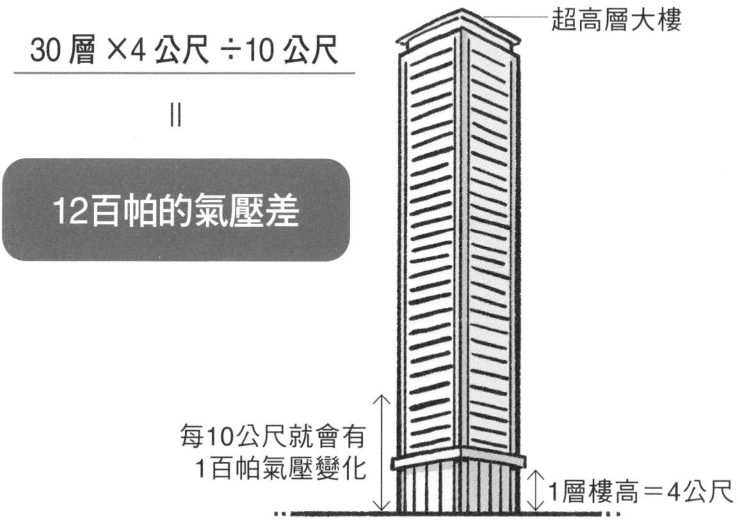

30層×4公尺÷10公尺

＝

12百帕的氣壓差

超高層大樓

每10公尺就會有
1百帕氣壓變化

1層樓高＝4公尺

雨天倦怠族 常見的「起床暈眩・頭痛」

原因出在睡眠中的氣壓變化 建議「睡前服藥」

生活中還有另一個讓人意外的氣壓變化，那就是夜間突然發生的氣壓變化。**夜晚是雨天倦怠族必須格外小心的時段。**

大家是否都有過感覺睡得很好，起床時卻出現頭痛及暈眩的經驗？「明明睡得很熟，為什麼會這樣？」這種「起床暈眩・頭痛」的情況，其實事出有因。

跟天氣引起的氣壓變化不同，**氣壓在一天當中會出現2次輕微的波動。**這種現象稱為「大氣潮汐」，由於白天的日光照射讓大氣升溫，日落後又逐漸降溫所

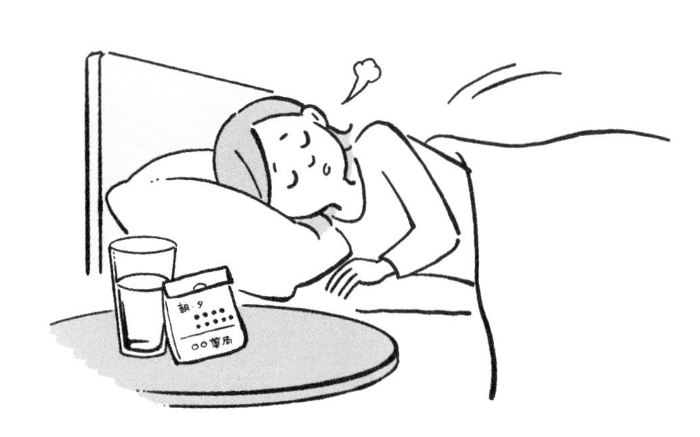

引起的。深夜時，氣壓會因為大氣潮汐而稍微下降。雖然氣壓變化很小，但對於重度雨天倦怠族來說，足以引發症狀。如果半夜又下雨，起床時有時還會伴隨劇烈的頭痛。

引起「起床暈眩・頭痛」的原因之一，還有自律神經失調。自律神經支配血管及內臟運作，與意識無關。睡眠時，大腦進入休眠模式，自律神經也跟著休息。**這時如果突然出現氣壓變化，人體無法自我防衛，只能毫無抵抗地承受氣壓變化帶來的影響，醒來時疼痛就會達到頂點。**到了這時候，因為疼痛惡化，吃止痛藥也可能發揮不了作用。

為了預防這種狀況，關鍵是必須每日確認夜間氣壓是否會下降（會不會下雨？溫差是否劇烈？）。只要氣壓可能改變，睡前記得先吃暈眩藥或中藥。

無論如何，這麼做才能預防「起床暈眩・頭痛」。

6月、7月梅雨季．9月颱風季．2月豪雪季等＊

雨天倦怠症狀好發地區及時期

最困擾雨天倦怠族的天氣，會因為季節及地區而改變。必須注意的是哪個季節？所處地區可能導致症狀惡化或改善嗎？

雨天倦怠症狀最容易發作的時間，是季節交替之際。特別是冬末入春時節，天氣忽暖忽冷，劇烈的溫差變化造成氣壓大幅波動。春天又是新年度的開始，環境改變本身也容易造成自律神經失調。這時如果天候又來影響，雨天倦怠症狀就會更加惡化。

另一個要注意的，是**低氣壓停滯的梅雨季節**。持續的長時間降雨不只影響身體，更會讓情緒低落，容易引發憂鬱症狀。

橫跨夏季到秋季容易有豪雨跟颱風，也需要留意。**特別是突如其來的暴雨，局部性的氣壓驟變，最容易對雨天倦怠族造成影響。**

豪雨跟颱風現在愈來愈頻繁。颱風原本只在熱帶區域的海面上生成，但由於地球暖化，

＊編注：台灣的梅雨季為5～6月，颱風季約在7～9月間。

海水溫度上升，日本近海也開始生成颱風。對雨天倦怠族來說，氣候狀況一年比一年更加嚴峻。

談到這裡，對雨天倦怠族而言似乎都是不利的天氣，只有冬季氣壓相對穩定，但這也僅限太平洋沿岸區域。日本海沿岸陰天較多，也是容易降下豪雪的區域，對雨天倦怠族來說氣候條件惡劣。

無論如何，天候多變的地區對雨天倦怠族來說，是非常辛苦的，那麼哪裡才是對雨天倦怠族友善的地方呢？

我認為高海拔地區是不錯的選擇。高海拔地區的氣壓雖然比低海拔地區還要低，但如同前文所述，**影響雨天倦怠族的不是氣壓高低而是氣壓的變化，就算是低氣壓，只要穩定就沒有影響。**

過去我曾研究過日本國內各都市平均壽命與氣壓的關係，結果發現在氣壓穩定的狀況下，「平均氣壓愈低的地方愈長壽」。氣壓低時，溼度也較低，大氣整體舒爽，對人體來說是最舒適的氣候。

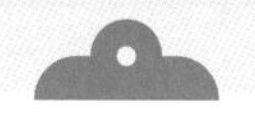

「雨天倦怠族」病歷⑧

雨天倦怠族的宜居之地是夏威夷？

長久以來，夏威夷一直是日本人最喜愛的旅遊勝地，或許是因為嚮往美麗的大海和南方島嶼的開闊景致。每個人喜歡夏威夷的理由或許不同，但我認為最吸引人的關鍵在於氣候。

「只要去夏威夷，頭就不痛了。」認識的患者中，有不少人這樣說。日本有春夏秋冬四季，天氣容易變化，雨天倦怠症狀總是時好時壞，只要天氣不好，就開始全身疲倦、頭痛不已。但只要去到夏威夷，這些煩惱全都煙消雲散，彷彿是一種「移地療養」。

夏威夷確實天氣變化較少，年均溫約在攝氏20～30度之間，不過熱也不太冷，剛剛好的氣溫舒適宜人。雖然夏威夷也有雨季及旱季，但晴天機率極高，氣壓比日本穩定許多。氣候宜人，加上度假勝地輕鬆悠閒的氣氛，或許對人體自律神經也有正面的影響。

日本也有一些自古以來廣為人知的避暑及療養勝地，或許同樣可以考慮前往這些地區做「移地療養」。

第 6 章

雨天倦怠族目標是脫離的生活Q&A

打造不受氣壓影響的體質！
了解飲食・睡眠・飲酒的正確方式

以脫離 雨天倦怠族 為目標的你

平衡自律神經，避免症狀惡化

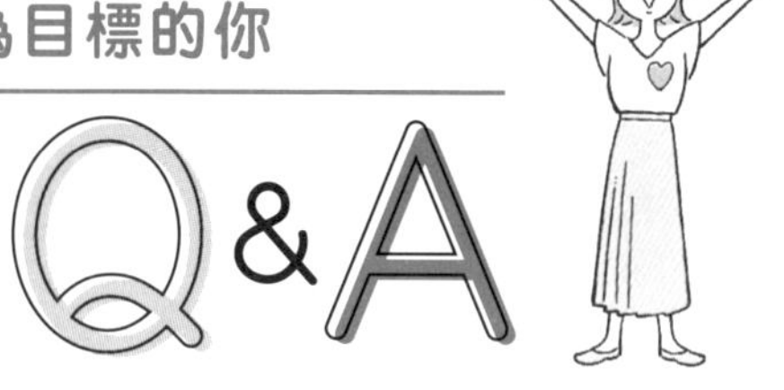

本章整理了雨天倦怠族經常向我詢問的問題。改善雨天倦怠症狀之後，接下來的目標就是正式從雨天倦怠族畢業。本章內容包括飲食方法、睡眠方法、入浴的祕訣等方面，請一定要學起來。

Q 雨天倦怠族去醫院要看哪一科？

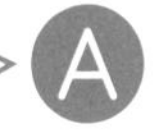

首先，建議大家先向家庭醫師諮詢。只是目前醫界對於天氣病的認知還不高，若只是跟醫師說「一下雨就頭痛」，可能無法被理解。大家可以帶第4章介紹的「雨天倦怠日誌」給醫師參考，並盡可能具體說明有哪些症狀。

沒有家庭醫師的人，可以看頭痛門診或是綜合醫院的慢性疼痛專科門診。慢性疼痛專科門診以治療原因不明的疼痛為主，相信能夠理解雨天倦怠族的症狀。

Q 醫生們都知道雨天倦怠族嗎？

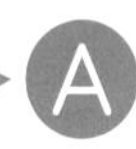

很可惜，關於困擾雨天倦怠族的天氣病本身，目前在醫界的認知度還不高。為什麼呢？由於有天氣病相關困擾的人，大多原本就有慢性疼痛問題，而慢性疼痛的成因複雜，很難直接定論是「受到氣壓影響」。不過比起以前，有愈來愈多醫師對天氣病有一定的理解。

想改善自律神經平衡，有推薦的營養素嗎？

我推薦維生素B群。維生素B群可幫助腦部及神經正常運作，有利於交感神經及副交感神經的平衡。此外，維生素B群又與多巴胺及正腎上腺素等腦部神經傳導物質的生成有關，B群不足的話，注意力無法集中，容易感到煩躁和疲勞。

如果注意力不集中且感覺無精打采，就是維生素B群不足的表現。富含維生素B群的食材有鰻魚、豬肉、糙米，而花生、毛豆等豆類也是。另外，對調節自律神經非常重要的B_{12}則常見於蜆、赤貝等貝類，平時就可積極攝取這些食材。

聽說您建議雨天倦怠族攝取鋅、鎂、鐵，為什麼呢？

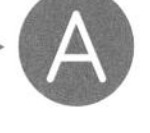

鋅、鎂、鐵是維持身體機能不可或缺的礦物質，若是攝取不足，就會引起貧血及成長障礙等症狀，腦部功能低下更會影響心理健康及自律神經，因此是雨天倦怠族特別需要的營養素。

具體來說，鋅有助於腦內多巴胺合成，鋅不足時多巴胺減少，會使人失去活力，嚴重的話有可能發展為憂鬱症。鎂具有抑制交感神經亢奮的作用，鐵則跟各種神經傳導物質的合成有關，一旦不足，就會出現睡眠問題等精神症狀。

此外，請雨天倦怠族也要注意貧血問題。缺鐵會導致貧血，引發肩膀僵硬、頭重等症狀，當天氣變壞時，就容易使情況加劇。由於人體無法自行合成礦物質，平時請特別留意從各類食材中攝取。牡蠣、鱈魚子、海苔、芝麻、魷魚、小魚乾含有豐富的鋅，鎂可以從黃豆粉、炸豆皮、豆腐等食材中取得，而富含鐵的有肝臟、菠菜、小松菜、蛤、蜆等。

我從以前就不吃早餐，這跟雨天倦怠症狀有關嗎？

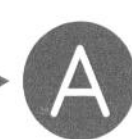

我認為不吃早餐的習慣，會引發雨天倦怠症狀。人體在夜間睡眠時副交感神經活躍，起床後則由交感神經接班工作。

早餐有助於自律神經順利切換。吃早餐可以為身體補充能量，啟動交感神經活躍，有助於維持自律神經平衡，進而預防雨天倦怠症狀。當然不只是早餐，規律地在固定時間一日三餐進食，才是幫助脫離雨天倦怠族的捷徑。

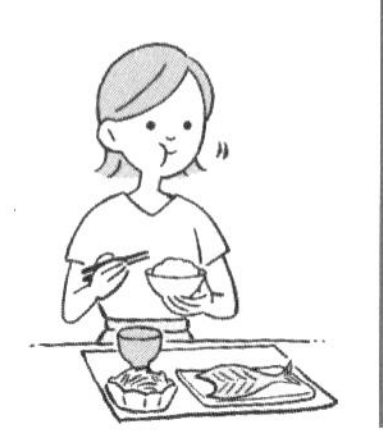

有什麼是雨天倦怠族不能吃的嗎？

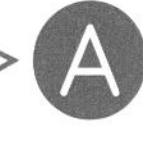

其實沒有特別限制，但要留意食用的時間及分量。例如酒精會刺激交感神經亢奮，夜間若交感神經過於活躍，雨天倦怠族就容易睡不著，進而導致自律神經失調。咖啡因同樣也會刺激交感神經，攝取時要留意時間。傍晚之後最好不要喝咖啡、紅茶、綠茶、含咖啡因的營養飲料等。一定要喝的話，請務必控制飲用量。

什麼樣的旅行地點容易引發雨天倦怠症狀？

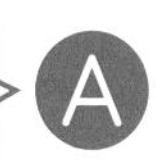

天氣變化劇烈、氣壓及氣溫不穩定的地區，會加重雨天倦怠症狀，避免前往會比較好。如果目的地跟出發地的天氣不同，劇烈的氣壓變化也會影響身體，最理想的旅行地點，就是跟自身居住地天候差不多的地方。平常可以養成做「轉啊轉耳朵按摩操」的習慣，打造去任何地方旅行都沒問題的身體。

推薦雨天倦怠族做什麼運動呢？

健走或輕度慢跑、游泳或水中健走等，建議是自己可以長時間緩慢持續進行的運動。這類運動的強度較低，有助於維持自律神經平衡。此外，強化腰部及腿部的肌肉可以促進全身血液循環，也有助於自律神經的平衡，因此可鍛鍊腰腿肌肉的深蹲等，也是幫助擺脫雨天倦怠症狀的推薦運動。

Q 我知道要脫離雨天倦怠族就一定要運動，但實在太忙沒時間，怎麼辦？

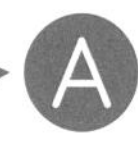

前面介紹的雨天倦怠族毛巾操等都是短時間就能做的運動，適合忙碌的人。如果沒辦法全部都做，只做其中一種也無妨。坐著做也行，辦公時請試著練習看看。另外像是通勤時提早一站下車走路，或是等車時做「踮腳尖」（請參見P111）。養成平時就活動身體的習慣，也能有效改善身體狀況。

Q 脫離雨天倦怠族之後，就可以不運動了嗎？

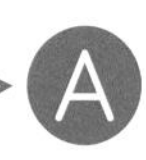

不運動當然不好。每天持續適度的運動可促進血液循環，維持自律神經平衡。如果突然停止運動，雨天倦怠症狀可能又會找上門來，所以請在能力範圍內繼續運動吧！

也許是因為居家辦公的時間增加，還有自我隔離的關係，我覺得雨天倦怠症狀好像比以前嚴重了。為什麼會這樣？有解決方法嗎？

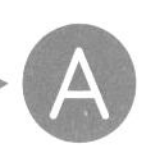

長時間待在家裡不動，會讓身體逐漸感到疲憊，這是自律神經失調的跡象，交感神經與副交感神經無法順利切換。這時最好的辦法就是活動身體，可以散步、健走，或是做伸展操和雨天倦怠族毛巾操，幫助自律神經順利切換。

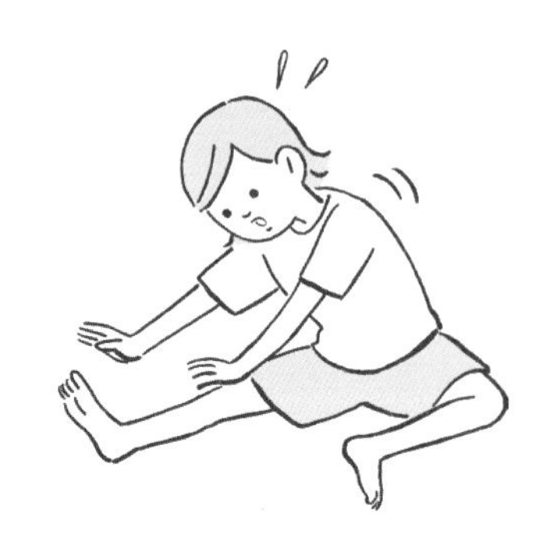

雨天倦怠症狀發作時，是不是不要活動身體比較好？

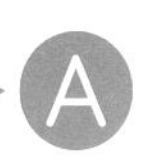

除非症狀嚴重到必須臥床休息，否則不需要特別靜養。適度活動身體有助於平衡自律神經，血液循環也會變好。

雨天倦怠族飲酒時需要注意什麼？

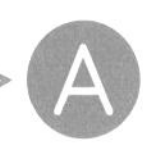

前面也有說明過，酒精會造成交感神經亢奮，所以重點在於不要飲酒過量。酒精是引起頭痛的原因之一，尤其紅酒特別容易造成偏頭痛，如果本來就有頭痛問題或是有雨天倦怠症狀，不建議飲酒。天氣變差時，雨天倦怠族應避免飲酒。

Q **抽菸會讓天氣病惡化嗎？**

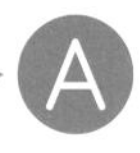

香菸會過度刺激交感神經，打亂自律神經平衡，導致心跳加快、血壓上升以及血管收縮，對雨天倦怠族造成不良影響的可能性極高。

Q **強烈颱風的日子就算吃藥還是頭痛，是否有緊急治療的對策？**

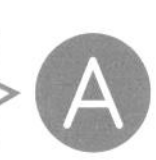

建議可試試「耳朵溫敷法」（請參見P80）。就算是頭痛到無法起床，也可以用毛巾或溫熱的寶特瓶溫敷耳朵，非常簡單。不過，基本原則還是「在疼痛出現之前服藥」，提早採取對策，這一點請大家牢記在心。

Q **颱風來臨之前，除了吃藥還需要做什麼？**

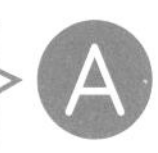

無論如何，事先做「轉啊轉耳朵按摩操」就沒錯了。假設知道明天颱風就會來，或是身體出現徵兆，睡前就可以先做「轉啊轉耳朵按摩操」促進血液循環。另外，睡覺時戴上耳塞效果會更好。只做這兩件事，就能大大緩和隔日的雨天倦怠症狀。

Q **穴道刺激是按壓愈多愈有效嗎？**

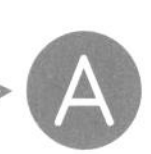

按壓愈多反而愈沒有效果。太常按壓穴道會讓身體習慣刺激，導致效果逐漸減弱，所以偶爾按壓就好。一般來說，一次按5～6秒，重複3～5次就好。按得愈用力不代表效果愈好，用身體覺得舒服的力道按壓就可以。

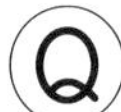

熬夜後，就算沒下雨也出現雨天倦怠症狀，為什麼？

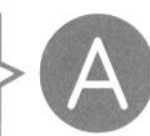

許多雨天倦怠族原本就有偏頭痛及緊張型頭痛問題。除了氣壓變化，還有其他因素會引發症狀，睡眠不足就是其中之一。睡眠不足會對身體造成壓力，打亂自律神經，進而誘發雨天倦怠症狀。熬到深夜不睡會造成生理時鐘無法正常運作，打亂生活的節奏。

為了維持自律神經平衡，聽說起床後馬上曬太陽比較好，是真的嗎？

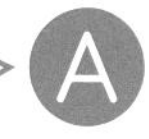

確實如此。早起沐浴在晨光下，可以減少大腦的褪黑激素（Melatonin）分泌。褪黑激素又稱「睡眠賀爾蒙」，會影響生理時鐘讓人自然想睡，褪黑激素減少，就能讓人體切換為活動模式。之後經過14～16小時，褪黑激素會再次增加，心率、體溫、血壓開始下降，逐漸進入睡眠模式。換句話說，可以維持睡眠節奏穩定，讓自律神經調節得更好。

有推薦雨天倦怠族的沐浴法嗎？

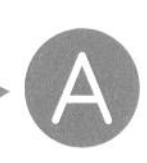

沐浴具有讓身體放鬆及舒緩肌肉的效果，換句話說，可以提高副交感神經的運作。從這點來看，沐浴應該可以改善雨天倦怠症狀才對。不過有偏頭痛問題的人要特別留意，因為身體暖和會導致血管擴張，有時反而會讓偏頭痛惡化。有偏頭痛的人可以用蓮蓬頭淋浴，這也是有效溫暖身體的方法。例如，用蓮蓬頭的熱水沖肩膀到背部可放鬆肌肉，沖腹部可以溫暖內臟，還可以沖冰冷的腳尖。此外，用熱水泡腳也可以活化副交感神經，非常推薦。

手腳冰冷也是引起雨天倦怠症狀的原因嗎？

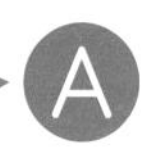

手腳冰冷的人表示血液循環不好，內耳也容易腫脹，對氣壓變化敏感，從而引發雨天倦怠症狀。

而造成手腳冰冷的原因之一，就是自律神經失調。當自律神經不平衡，寒冷時血管無法收縮，熱量流失。穿厚重衣服或穿好幾層襪子保暖，反而會使血管失去收縮的機會，並不建議患者這麼做。我的建議是，沐浴後用冷水淋膝蓋以下部位，這種「好冷！」的刺激傳到腦部，可訓練自律神經和血管收縮。但是水太冷又會過度刺激自律神經，所以剛開始嘗試，請用溫水就好。

氣壓不再下降後頭痛還是持續，為什麼？

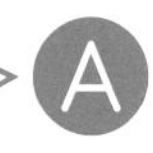

雨天倦怠症狀的表現方式因人而異，有人在氣壓下降的幾天前就出現症狀，也有人直到氣壓下降前一刻才發作。此外，氣壓上升時，也有人會出現雨天倦怠症狀。如果症狀在氣壓上升和下降時都受影響，繼續吃藥直到天氣穩定為止也是方法之一。

一輩子都不會有雨天倦怠症狀的人，是怎樣的人？

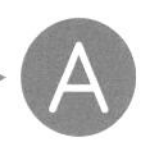

沒有慢性疼痛問題，以及自律神經不受氣壓變化影響的人，就不會出現雨天倦怠症狀。然而全世界氣候異常的狀況持續，大家要面臨的氣壓變化只會愈來愈嚴重。就算現在沒問題，如果身體承受的壓力變大，任何人都有可能變成雨天倦怠族。當雨天倦怠症狀出現，只要知道「原因出在氣壓變化」，應該就能冷靜面對。因此，我希望能有更多人理解雨天倦怠族。

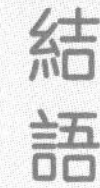

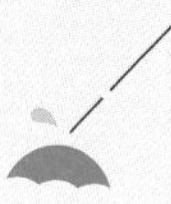

寫給親愛的雨天倦怠族

讀完「寫給雨天倦怠族的書」，你的感覺如何？相信許多人都是現在才發現：「原來我是雨天倦怠族！」但請別因此而感到沮喪。

對氣壓變化敏感並不是缺點，我認為這就跟「視力良好」、「味覺敏銳」等五官感受敏銳一樣，其實是優點。當氣壓出現變化，或多或少都會對人體造成負擔，在雨天感到不適休息，是有道理的。或許在順應自然生活的古早年代，雨天倦怠族就是透過內耳的敏感來提醒身體休息，以維持自律神經的平衡。在沒有天氣預報的過去，說不定你就是可以預測降雨的珍貴人才。這樣想的話，身為雨天倦怠族的你，會不會為自己感到驕傲？

話雖如此，生活在現代的雨天倦怠族，大概都過著即使下雨也不能休息的辛苦生活吧。許多雨天倦怠族就算身體不適，也會忍耐著繼續努力。透過本書，我希望讓雨天倦怠族知道要怎麼做，才能讓身體稍微輕鬆一點，並且學會自我保健的方法。希望在此都有完整地傳達給你。

若你是雨天倦怠族，今天就開始嘗試本書介紹的自我保健法吧。就算無法立即根治症狀，但只要持續下去，應該能讓身體更容易適應氣壓的變化。肩頸的僵硬約1週時間就能改善，只要繼續做，雨天時的頭痛一定也會減輕許多。持續1個月之後，相信很快就能從雨天倦怠族畢業！就算無法完全脫離，也請保持信心持續下去。健康從來就不是別人給予的，希望雨天倦怠族都能靠著自己的力量獲得健康，而本書就是你的「神隊友」。

最後，本書不僅僅是為雨天倦怠族而寫的。我不斷強調，除了雨天倦怠族本人，希望周遭的人也能夠了解身體會受氣壓變化影響。當有一天，雨天倦怠族又不舒服，大家都能溫柔對待，對他們說聲：「今天就別硬撐了喔！」那該有多麼美好。

但願在不久的將來，我們都能生活在一個充滿關懷和體諒的社會裡，讓每個人都能過得更輕鬆一些。

佐藤純

其實你得了天氣病

日本名醫教你自我檢測天氣病，親授緩解、預防疼痛妙方！

『「雨の日、なんだか体調悪い」がスーッと消える「雨ダルさん」の本』

作　　者	佐藤純
譯　　者	劉亭言
封面設計	Zooey Chou（卓肉以）
內頁排版	陳姿秀
特約編輯	吳佩芬
行銷企劃	蕭浩仰·江紫涓
行銷統籌	駱漢琦
業務發行	邱紹溢
營運顧問	郭其彬
責任編輯	劉淑蘭
總 編 輯	李亞南
出　　版	漫遊者文化事業股份有限公司
地　　址	台北市103大同區重慶北路二段88號2樓之6
電　　話	(02) 2715-2022
傳　　真	(02) 2715-2021
服務信箱	service@azothbooks.com
網路書店	www.azothbooks.com
臉　　書	www.facebook.com/azothbooks.read

發　　行	大雁出版基地
地　　址	新北市231新店區北新路三段207-3號5樓
電　　話	(02) 8913-1005
訂單傳真	(02) 8913-1056
初版一刷	2024年9月
定　　價	台幣360元

ISBN　978-626-409-000-1

『「雨の日、なんだか体調悪い」がスーッと消える「雨ダルさん」の本』（佐藤純）

“AMENOHI NANDAKATAICHOUWARUI” GA SUUTTOKIERU “AMEDARU” SAN NO HON

Original Japanese edition published by Bunkyosha Co., Ltd., Tokyo, Japan

Traditional Chinese edition published by arrangement with Bunkyosha Co., Ltd.

through Japan Creative Agency Inc., Tokyo and Future View Technology Ltd., Taipei

國家圖書館出版品預行編目 (CIP) 資料

其實你得了天氣病 : 日本名醫教你自我檢測天氣病，親授緩解、預防疼痛妙方！/ 佐藤純著 ; 劉亭言譯. -- 初版. -- 臺北市 : 漫遊者文化事業股份有限公司出版: 大雁出版基地發行, 2024.09

168　面 ; 14.8X21 公分

譯自 : 『「雨の日、なんだか体調悪い」がスーッと消える「雨ダルさん」の本』

ISBN 978-626-409-000-1 (平裝)

1.CST: 疼痛醫學 2.CST: 健康照護

415.942　　113013102